临床肿瘤学

LINCHUANG
ZHONGLIUXUE

主编 ｜ 梁国华
　　　陈　庆
　　　郁圣陶

江西 · 南昌

江西科学技术出版社

图书在版编目（CIP）数据

临床肿瘤学 / 梁国华, 陈庆, 郁圣陶主编. —南昌：
江西科学技术出版社, 2019.6（2023.7重印）
　ISBN 978-7-5390-6840-4
　Ⅰ.①临… Ⅱ.①梁… ②陈… ③郁… Ⅲ.①肿瘤学
Ⅳ.①R73
　中国版本图书馆CIP数据核字（2019）第121709号

国际互联网（Internet）地址：
http://www.jxkjcbs.com
选题序号：**KX2019046**
图书代码：**B19075−102**

临床肿瘤学　　　　　　　　　　　　　　梁国华　陈庆　郁圣陶　主编

出版发行	江西科学技术出版社
社址	南昌市蓼洲街2号附1号
	邮编：330009　电话：（0791）86623491　86639342（传真）
印刷	永清县晔盛亚胶印有限公司
经销	各地新华书店
开本	787 mm×1092 mm　1/16
字数	132千字
印张	8.25
版次	2019年6月第1版　2023年7月第2次印刷
书号	ISBN 978-7-5390-6840-4
定价	50.00元

赣版权登字-03-2019-155

前　言

本书主要讲述的是头部肿瘤、胸部肿瘤等。主要从肿瘤的流行病学、病因学、致病机制、临床表现和诊断、临床治疗和预后等角度进行阐述的。同时,本书紧跟国内外肿瘤防治的学术前沿,突出了新理论、新技术、新方法在临床中的应用,较好地反映了当前国内外最新的肿瘤防治成果。本书可供高等医学院校放射影像学、临床医学、预防医学等专业本科生和研究生教学使用,亦可供各级临床医师参考使用。

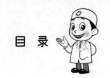

目 录

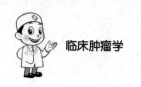

第一章 绪 论

第一节 肿瘤产生

肿瘤虽然是一类古老的疾病,早在 3000 年前埃及和我国已有关于肿瘤的记载,但当时远不在常见病之列。在 20 世纪初肿瘤在世界各国仍是比较罕见的疾病。我国直到 50 年代初,在北京市居民死亡率中肿瘤占第 9 位。但近半个世纪以来,肿瘤这类疾病在医学领域内的地位愈来愈重要,目前已成为多发病、常见病,为居民死亡原因的第一、二位,严重威胁人民的健康。其主要原因有 4 个方面:随着工业化的发展,环境里的致癌物愈来愈增多;空气和水的污染;吸烟;不良生活习惯,包括膳食的不平衡以及食品添加剂和某些药物的滥用。

癌症在全世界范围内有增多趋向,如果人们不采取有效的措施,这一趋势将继续下去,在 21 世纪很多国家男性癌症死亡率将增加 20% ~ 50% ,女性将增加 12% ~ 40% 。英国的 R. Peto 教授甚至预言我国如不大力开展戒烟,到 2025 年将成为肺癌第一大国。

随着医学的发展,过去许多严重威胁人类健康的急性传染病、寄生虫病、营养不良和新生儿死亡等等由于找到了病因,采取了适当的预防措施和有效的治疗,因而得到了控制。它们的发病和死亡率都已大大下降。而相对来说,一些病因比较复杂,尚无十分有效治疗方法的疾病,如心脑血管疾病和癌症,在医学领域内的地位就显得愈来愈重要了。如前所述,北京市癌症死亡在 1951 年为常见原因的第 9 位,1956 年为第 5 位,到了 1964 年以后就排在前 2 位了,1996 年以后已居第 1 位。上海市 1960 年癌症

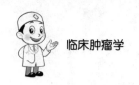

排在第 6 位,1980 年以后就成了第 1 位。1990 年全国肿瘤死亡率抽样调查的结果表明我国无论城乡均占常见死因的第二位,这种相对地位的提高在很大程度上是由于其他疾病死亡率下降的结果。

近半个世纪以来,由于生活水平的提高和医药卫生工作的发展,人们的平均寿命延长了。以北京市为例,1947 年东城区居民平均寿命仅为 35 岁,而目前超过 70 岁。肿瘤的发病年龄高峰在 40～45 岁以后,所以相应地肿瘤发病率和死亡率也有增高。世界卫生组织(WHO)1998 年报告 1980～1995 年间人口平均年龄提高 4.6 岁,1996 年出生人口的预期平均年龄为 65 岁。在 1996～2020 年间 65 岁以上的老龄人口将增加 82%。肿瘤病人的数目无疑将会继续增多。

由于现代医学科学的发展,有了比较精确的现代化诊断方法。再加上肿瘤学知识的普及,肿瘤诊断率有所提高。这样,统计学上的数字也会有所增加。因之,不难理解大家愈来愈关心肿瘤这类疾病,一方面是由于它确是一类难于制服的疾病;另一方面也标志着我国卫生保健事业的不断发展。肿瘤学引起各方面的重视。

美国和其他发达国家,在 1995 年以来由于开展戒烟和改善不良的生活习惯,肿瘤的发病率已经开始有所下降;由于早期发现、早期诊断和综合治疗,特别是术后辅助治疗和新药的临床应用,肿瘤死亡率也有下降。这无疑都是十分令人鼓舞的事件。事实证明肿瘤不但可以治疗,也可以预防。

第二节　常见肿瘤动态

一、世界状态

世界卫生组织(WHO)和美国临床肿瘤学会(ASCO)有关学者估计全世界每年新发生的癌症病人为 1000 万,死于癌症的病人在 600 万～700 万之间。平均占死亡总数的 12%。在居民常见死亡原因中在发达国家中居第 2 位(占总死亡数的 22.3%),在发展中国家居第 3 位(占总死亡数的 9.5%)。其中最重要的癌症是肺癌、胃癌、乳腺癌、大肠癌、口腔癌、肝癌、子宫颈癌和食管癌。这 8 种常见癌症虽然病因不同,但一般认为膳食、吸烟、感染、饮酒和内分泌失调可能是最重要的原因。

全世界每年约有 100 万～130 万病人死于肺癌,但肺癌本来是可以预防的。85% 的男性肺癌病人和 46% 的女性肺癌是由于吸烟引起。多数国家的男性肺癌仍在增多;同时在女性吸烟比较普遍的国家女性肺癌迅速增加。很多发展中国家吸烟的人越来越多,肺癌也日益增多,而在发达国家由于宣传戒烟男性肺癌的发生率已经不再增高。乳腺癌每年新发生的为 90 万,死亡数为 37.6 万。几乎全世界乳腺癌都有增多,在发展中国家已经和子宫颈癌同样重要。胃癌发病率在很多国家的常见肿瘤中仅次于肺癌居第二位,且 2/3 发生于发展中国家。大肠癌在比较富裕的国家较常见,但在很多发展中国家发病率也在增加。肝癌、口腔癌、食管癌和子宫颈癌主要发生在发展中国家。乳腺癌和大肠癌明显和经济情况相关,随着经济的发展发病率也会增高。

二、肿瘤产生原因分析

肿瘤的病因非常复杂,常常是一种致癌因素可诱发多种肿瘤,而一种肿瘤又可能有多种病因。人类通常是暴露于复杂的致癌物混合物,而不是单一的致癌因素。此种复杂性使研究肿瘤病因面临极大的挑战。总的来说,到目前为止,大多数肿瘤的病因还没有被完全了解。现在普遍认为,绝大多数肿瘤是环境因素与细胞的遗传物质相互作用引起的。"环境因素"是指诸如香烟、膳食成分、环境污染物、药物、辐射和感染原等(即化学因素、生物因素、物理因素)。肿瘤分布的地理差异、移民流行病学、动物致癌实验以及人类细胞体外恶性转化实验结果都支持环境因素是大多数肿瘤的病因。然而,同样暴露于特定的环境,有些人患肿瘤,而另一些人却能活过正常寿命期,提示个体自身因素如遗传特性、年龄、性别、免疫和营养状况等,在肿瘤的发生中起重要作用。

20 世纪以来,通过流行病学、高发区和职业癌的研究为寻找和确定肿瘤病因提供了大量可靠的线索和依据。其中比较重要的有以下方面。

(一)吸烟

有关肺癌的病因已有很多研究。吸烟与肺癌的关系已经大量事实证明。吸烟是肺癌公认的病因,但吸烟者患肺癌的比例低于 20%。吸烟不但可以导致肺癌而且和口腔癌、下咽癌、食管癌、胃癌、膀胱癌以及心脑血管疾病的发生相关。令人担忧的是,根据最近的调查,我国城市中学生中吸烟的比例达 30% ~40%。

(二)放射线和紫外光

暴露于自然界或工业、医学及其他来源的电离辐射可引起各种癌症,包括白血病、乳腺癌和甲状腺癌。骨、造血系统、肺等是对放射线敏感的器官。日本原子弹受害者在急性期出现白血病;在慢性期的原子弹受害者和既往因患关节炎照射过脊椎的患者中发生甲状腺癌或肺癌的比率增高。

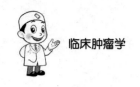

太阳光是紫外线辐射的主要来源,长期的紫外光照射可以引起皮肤癌,尤其是高度暴露的白种人人群。极低频电磁场也可能与癌症有关,但尚未定论。

（三）化学致癌物

许多化合物具有致癌性。例如香烟中含有的苯并芘就具有强烈的致癌作用,可以引起皮肤癌和肺癌。黄曲霉污染食品产生的黄曲霉毒素可能引发肝癌。砷可引起皮肤癌、肺癌和肝癌。目前公认的化学致癌物还有石棉、铬、镍、煤焦油、芥子气、矿物油、二氯甲醚等等。

目前认为,对人类总的癌症风险而言,最重要的化学致癌物是香烟中的许多致癌成分。其他的化学致癌物主要是燃烧和有机合成产物、某些食物成分、微生物污染产物或食品制备过程产生的物质。此外,人体本身的某些生理和病理过程如炎症、氧化应激反应、营养和激素失衡以及反复的组织损伤等,也可产生致癌的化学物质如氧自由基等。据估计,在环境因素引起的人类癌症中,化学致癌因素占主要地位。

（四）微生物感染

虽然大多数肿瘤是不能传染的,但业已明确某些 RNA 病毒如人 T 细胞白血病病毒 - 1（HTLV - 1）和 HTLV - 2 病毒可以引起白血病、淋巴瘤等;某些 DNA 病毒如乙型肝炎病毒（HBV）和丙型肝炎病毒（HCV）、EB 病毒、高危险型的人乳头瘤病毒（HPV）分别可导致肝癌、Burkitt 淋巴瘤、鼻咽癌、Hodgkin 氏淋巴瘤和宫颈癌等。较近的资料还表明幽门螺杆菌（H. pylori,Hp）也有致癌性,与胃淋巴瘤的发生有关。目前至少有 8 种病毒已被证明与人的一些肿瘤相关,虽然其相关性的确定程度不同。其他致癌的生物因素包括一些细菌和寄生虫。

（五）慢性疾病

不少资料说明,在慢性疤痕的基础上易发癌症。如幽门螺杆菌感染引起的胃黏膜慢性炎症是胃癌发生的基础。皮肤长期不愈的慢性溃疡可能发生癌变。肺结核的瘢痕可发生"骄林溃序";在我国西北地区常将由于热炕烧伤瘢痕引起的皮肤癌称为"炕癌",血吸虫病高发区大肠癌也多,这可能也是慢性感染的结果。

（六）营养因素

营养与癌也有密切关系。据估计在全部人的癌症中有 1/3 是由于营养因素造成的。进一步确定这些因素在人类癌症漫长而复杂的发生过程中的作用,无疑是十分必要和有益的。维生素 A 和它的类似物（通称维甲类）与上皮分化有关。食物中如缺少维甲类,实验动物对致癌物质的敏感性增强。如补充天然维甲类,实验动物的皮肤、子官、胃、气管、支气管的上皮组织均有预防化学致癌的能力。维甲类能抑制正常细胞因受辐射、化学致癌物或病毒引起的细胞转化过程,能抑制由化学致癌物诱导的大鼠移行细胞癌和鳞状细胞癌。在组织培养中,加入维甲类可以使上皮的鳞状化生消失,抑制某些肿瘤细胞生长。进一步研究证明维甲类能作为抗氧化剂直接抑制一些致癌物的致癌作用和抑制某些致癌物与 DNA 的结合,拮抗促癌物的作用,因之可直接干扰癌变过程。此外,维甲类对控制许多上皮组织的正常分化和生长是必不可少的,对基因表达有调控作用,并对机体免疫系统有作用。在美国纽约和芝加哥开展的大规模前瞻性人群观察的结果也说明:食物中天然维甲类β-胡萝卜素的摄入量与十几年后几种癌的发生呈负相关,而其中最突出的是肺癌。另一令人瞩目的是大肠癌与脂肪类膳食的关系。

（七）免疫抑制

器官移植长期需要应用免疫抑制剂的患者癌症发病率明显高于一般人群。艾滋病患者容易发生多发血管肉瘤（Kaposi 氏肉瘤）和淋巴瘤。各种疾病需要长期应用免疫抑制时应当小心衡量可能带来的危害。

（八）遗传因素

大多数人类肿瘤是环境因素引起的。然而,同样暴露于特定致癌物,有些人发病而其他人则不发病;此外,有些肿瘤具有明显的家族聚集现象。这些事实提示,肿瘤的发生还与个人的遗传因素有关。目前认为,环境因素是肿瘤发生的始动因素,而个人的遗传特征决定肿瘤的易感性。

目前医学和其他生物科学对癌症研究最热门也是最令人鼓舞的课题是基因研究。与癌发生有关基因异常包括抑癌基因的变异或丢失,或癌基因的激活。引起这些变异的原因很复杂,包括病毒癌基因插入,化学和物理因素引起基因突变和结构损伤。这些改变有的可以遗传,使携带者易患癌症。

迄今,和遗传病有关的癌症的染色体异常和基因缺陷大部已经阐明。但是这些与肿瘤易感相关的遗传病十分罕见,由这些遗传病所引起的癌症只占全部癌症的 5% ~ 10%,90% 以上常见的肿瘤病人没有这些遗传学改变。大多数常见肿瘤的遗传易感因素是什么? 这个问题至今还不清楚。随着人类基因组计划的初步完成,单核苷酸多态与疾病易感性的关系已引起广泛的重视。人类基因组计划研究结果证明,不同个体的基因 99.9% 是一样的,但在序列上有极小（0.1%）的遗传差异,其中主要是单核苷酸多态。单核苷酸多态是指在人群中出现的频率≥1% 的核苷酸突变。正是这 0.1% 的

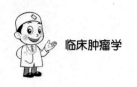

遗传差异赋予每个人特有的表型、对疾病(肿瘤)的易感性和对治疗(化疗和放射治疗)反应的差别。

　　阐明肿瘤遗传易感性机制有重要意义。通过对高度易感性的遗传性癌综合征的研究,已经鉴定出一些"癌变通路"基因,而这些基因的改变也常见于非遗传的散发性肿瘤,这使得我们对肿瘤的发生和发展机制有了实质性的认识。一些预测特定肿瘤风险的基因检测已成为医疗保健的重要部分。对基因环境相互作用以及癌变通路以外的基因变异与肿瘤易感性的研究,有助于从更大的范围来认识肿瘤发生的相关过程,有助于鉴别环境危险因素和制定高风险人群的预防对策。

第三节　对肿瘤的探索

　　人类对肿瘤已经早有认识,但受当时哲学思想和条件影响。在相当年代里,中外医学都强调肿瘤是一种全身性疾病。细胞病理学虽然为组织发生学奠定了科学基础,但在病因认识上具有一定局限性。我们今天在临床上对肿瘤的认识仍然基本上停留在细胞水平。近100年来,随着生物化学、免疫学和分子生物学等生命科学的发展,人们对肿瘤的认识越来越深入。很可能在癌变的初期即已有了一系列基因的改变,如原癌基因的突变、重排、扩增,抑癌基因的失活、变异、丢失。同时也有生化和免疫学方面的改变。单纯形态学的描述已经远远不能满足临床上制定治疗方案、预测可能的治疗结果、判断有无残存肿瘤细胞及监测复发的需要。多数学者认为很可能在癌变的初期即有一系列基因的变化,破坏细胞生长的平衡调节,使细胞生长失去正常控制。同时,正常免疫的功能的缺损也是肿瘤发展的条件。目前对肿瘤的形成有以下共识:

　　肿瘤是由机体细胞而来的,不是外来的。

　　肿瘤是一组细胞在多种外因包括物理性、化学性和生物性长期作用下发生了质的变化,从而具有了异常过度活跃增殖的特性。这种增殖既不符合生理的要求,也不受正常调控机制的控制。

　　在肿瘤的形成中,内因也很重要。目前已经证实的有遗传、营养和内分泌失调、细胞免疫缺损和长期过度应激反应如精神紧张和其他不良刺激等。通过长期内、外因的作用下细胞发生一定变化,表现为难以治愈的炎性反应、增生或过度增生。一般在这些癌前病变时期在一定程度上是可逆的。但如果已经恶变,虽可有一定阶段性,一般是不可逆的。分子生物学研究正在阐明这种失控的原因。原癌基因大多数是正常细胞生长所必需的生长因子及其受体,由于发生基因突变、扩增、重排以致细胞过度生长;此外,还有另一些基因,当缺少、丢失、失活或变异时会导致患者发生肿瘤或促进肿瘤的发展,因之命名为抑癌基因或抗癌基因。多数学者认为很可能在癌变的初期即有一系列基因的变化,破坏细胞生长的平衡调节,使细胞生长失去正常控制。同时,正常免疫的功能的缺损也是肿瘤发生发展的条件。单纯形态学的描述已经远远不能满足临床上制定治疗方案、预测可能的治疗结果、判断有无残存微量肿瘤细胞及监测复发的需要。目前,临床肿瘤学正处于一个重大变革时期。问题是以上可能的内因,包括营养不良、免疫低下、抑癌基因的变异、遗传缺陷和内分泌失调等等,是不是就是人们讨论的易感性?我们十分迫切想知道究竟哪些因素损伤了患者的抑癌基因?这些基因如何相互作用的?但总的说来知道的还太少。

我们可以将癌症的病因和发展归纳,肿瘤可以说是正常细胞长期在很多外因和内因作用下发生了基因调控的质变,导致过度增殖的后果。为了防治,我们可以将肿瘤的发生发展分为以下5个阶段:①癌前阶段,细胞已发生一定改变,但仍然不是癌,可以双向发展;②原位癌(一般称为0期),细胞刚刚发生恶变(例如上皮层);③浸润癌(一般用T代表),细胞已由发生的部位向深处(如黏膜下)浸润;④局部或区域性淋巴结转移(一般用N代表),细胞由发生的组织沿淋巴管转移到淋巴结;⑤远处播散(一般用M代表),指肿瘤细胞随血流转移到远处器官。

在临床上由于不同病期,我们可以在同一患者看到原发肿瘤、区域性淋巴结转移、远处播散的表现。还有时可以看到某些癌前病变和一些非特异性表现。

在细胞水平上我们可以看到各种免疫细胞如巨噬细胞、T淋巴细胞、自然杀伤细胞(NK)功能的失调;在分子水平上我们又可以看到控制基因或称抑癌基因(如p53、p16)的丢失。这些,都可理解为祖国医学中"正虚"的范畴。

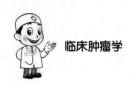

第二章　肿瘤学基础

第一节　流行病学

一、基本概念

（一）定义

肿瘤流行病学是研究肿瘤在人群中的分布规律,流行原因和预防措施的一门学科。

（二）任务

肿瘤流行病学的主要任务是掌握癌情,探讨肿瘤的病因,预防肿瘤发生的措施以及考核肿瘤预防措施的效果。

（三）研究对象

以群体为对象,而不是临床上的某个显性病人。肿瘤流行病学研究立足于总体,即观察的对象不仅限于临床的显性肿瘤患者,隐性患者,还包括处于癌前状态的患者。

（四）常用的流行病学研究方法

流行病学研究方法的分类目前有多种,从流行病学研究的性质来分,大致可分为描述流行病学研究、分析流行病学研究、实验流行病学研究、理论性研究四大类:

描述流行病学研究主要有横断面研究、生态学研究等方法。

分析流行病学研究主要有病例对照研究、队列研究等方法。

实验流行病学研究主要有临床实验、现场实验、社区干预等方法。

理论性研究主要有理论流行病学、流行病学方法研究等。

（五）肿瘤流行病学研究资料来源

1.肿瘤的登记报告

主要包括以人群或医院为基础的登记报告，是掌握肿瘤发病，死亡动态的一种基本方法。

2.肿瘤死亡回顾调查

对既往居民死亡及死亡原因的调查。它可以在较短时间内获得关于较大地区内居民的死亡情况和死因全貌的资料，尤其对恶性肿瘤的流行病学调查有很大的帮助。

3.肿瘤患病情况调查

反映该地区恶性肿瘤发病水平和分布的特点。

4.肿瘤病理资料

在既无登记报告资料又无肿瘤普查资料时，病理诊断材料有时可提供有用线索。

（六）恶性肿瘤负担的描述指标

1.肿瘤发病率

是指一定时间内，某特定人群中某种恶性肿瘤新发病例出现的频率。计算发病率时，可根据研究疾病及研究问题的特点来选择时间单位，恶性肿瘤一般以年为时间单位，常以10万分率来表示。

2.肿瘤患病率

也称为现患率、流行率。是指在特定时间内，特定人群中某种肿瘤新旧病例数所占的比例。

其与发病率的区别表现在以下两个方面：①患病率的分子为特定时间内所调查人群中某种肿瘤的新旧病例数，而发病率的分子为一定时间内暴露人群中新发生的病例数。②患病率是由横断面调查获得的疾病频率，衡量肿瘤存在和流行的情况，是一种静态指标。而发病率是由发病报告或队列研究获得的疾病频率，衡量疾病的出现，为动态指标。

患病率主要受发病率和病程的影响。如果某地某病的发病率和病程在相当长的时间内保持稳定，则患病率、发病率和病程三者之间存在如下关系：

$$患病率 = 发病率 \times 平均病程$$

患病率升高和降低的意义是各种疾病的实际情况而定。如某种肿瘤的患病率增

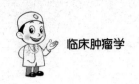

高,既可以是发病率真的增高,也可以是因治疗的改进使患者寿命延长所致。因此,患病率的资料要结合发病率、治愈率等方面的资料进行综合分析,才能做出正确的结论。

3. 肿瘤死亡率

是指某人群在一定时期内死于某种肿瘤的人数在该人群中所占的比例。肿瘤死亡率是测量人群某种肿瘤死亡危险的常用指标。其分子为某种肿瘤的死亡人数,分母为该人群年平均人口数。

4. 构成比与率的区别

构成比说明某一事物内部各组成部分所占的比重或分布,常以百分数表示,构成比的分子部分包括在分母部分,因此,构成比不能说明某事件发生的频率或者强度,不同地区、不同条件下的构成比不能当作率使用,这种构成比也不能相互比较。

5. 标准化率

在分析肿瘤发病/死亡率的动态变化或比较不同地区、单位、职业的肿瘤发病率时要考虑到人口的性别、年龄等其他因素构成的影响。即不同地区人群之间的发病/死亡率的比较必须经过标准化的处理方可进行。

二、流行情况

恶性肿瘤是全球第三大死因。世界卫生组织 2002 年统计资料表明,全球恶性肿瘤新发病例 1090 万,死亡人数 670 万,现患人数 2460 万。2005 年统计恶性肿瘤死亡人数已经上升到 760 万。全球因恶性肿瘤死亡的人数已占总死亡人数的 12%,20 年后全球每年死于恶性肿瘤的人数将达到 1000 万,每年新增人数达 1500 万。此外,恶性肿瘤是造成全球 15~64 岁工作年龄人口死亡和伤残的第一位原因。

目前全世界发病率最高的恶性肿瘤是肺癌,每年新增患者 120 万,占肿瘤死亡的 17.8%。其次为乳腺癌,每年新增患者 100 万;随后依次为结直肠癌(94 万人)、胃癌(87 万人)、肝癌(56 万人)、宫颈癌(47 万人)、食管癌(41 万人)。其中危害最严重的为肺癌、胃癌和肝癌,分别占恶性肿瘤死亡的 17.8%、10.4% 和 8.8%。

据估计,2000 年我国恶性肿瘤新发病例 200 万左右,死亡人数 150 万左右,现患病例 300 万左右。20 世纪 70 年代以来,我国恶性肿瘤死亡率呈明显上升趋势。由于主要影响因素是人口年龄结构的变化,以及暴露于不良生活方式及环境的人口基数过大,未来的 20~30 年间,我国癌症死亡率将继续上升。我国农村癌症死亡率的上升趋势明显高于城市,在农村高发区,癌症的危害尤为严重,值得重视。

我国应该重点预防的癌症依次为肺癌、肝癌、胃癌、食管癌、结直肠癌、乳腺癌、宫颈癌以及鼻咽癌,以上肿瘤合计占恶性肿瘤死亡的80%。当前在肝癌、胃癌、食管癌等死亡率居高不下的同时,肺癌、结直肠癌、乳腺癌等有明显上升趋势。恶性肿瘤的防治是最重要的公共卫生问题之一。

三、预防与控制

(一)概述

无论在发达国家或发展中国家,恶性肿瘤的危害不容忽视,由于人口的老龄化等原因,使得恶性肿瘤增长的趋势不减,恶性肿瘤的预防与控制已经成为世界各国无法回避的公共卫生问题。

在环境因素致癌的理论提出后,人们发现80%～90%的肿瘤是由环境因素造成的,包括生活方式、膳食、社会经济和文化等。因此从理论上说大部分人类肿瘤是可避免的。已有的研究表明:癌症的死亡中1/3与吸烟有关,1/3与不合理膳食有关,其余1/3与感染、职业暴露及环境污染等有关,仅1%～3%为遗传因素所致。这种定量的估计为癌症的预防与控制提供了明确的思路。

WHO提出的"1/3肿瘤病人可以预防、1/3肿瘤病人可以治愈、1/3肿瘤病人可以延长生命提高生存质量"是对肿瘤预防与控制工作的高度概括,也是肿瘤防治工作为之努力的目标。

(二)恶性肿瘤的三级预防措施

1. 肿瘤的一级预防(即病因学预防)

是指对一般人群消除或降低致癌因素,促进健康,防患于未然的预防措施。有效的以及预防措施包括以下几个方面:

戒烟:吸烟与肺癌等癌症的因果关系已被全球多次流行病学研究所确定,提供了迄今为止人类预防癌症的最好机会,并为若干发达国家的实践所证实。控制吸烟可减少大约80%以上的肺癌和30%的总癌死亡。

合理膳食:膳食的作用具有普遍性,研究的焦点主要集中于膳食内脂肪和维生素的摄入。食用大量蔬菜和水果,会减少某些肿瘤的发生。

节制饮酒:饮酒会诱发许多肿瘤,主要咽、口腔、食管,并与吸烟有协同作用。

免疫接种:已明确证实人乳头瘤病毒(HPV)与女性子宫颈的癌的发生有关、乙肝病毒(HBV)增加原发性肝癌的危险。由WHO资助的抗HBV感染的疫苗接种预防新生儿乙型肝炎进而降低肝癌发生的试验已在我国启东进行了18年。HPV疫苗预防子宫颈癌已经进入三期临床试验。

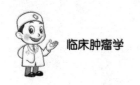

防止职业癌:如防止工作环境中的电离辐射、石棉等。

健康教育健康促进:把已知的肿瘤的危险因素、保护因素通过各种形式、途径告诉广大群众,使他们建立合理的饮食习惯、健康的生活方式等。

2.肿瘤的二级预防(即发病学预防)

是指对特定高风险人群筛检癌前病变或早期肿瘤病例,从而进行早期发现,早期预防和早期治疗,其措施包括筛查和干预实验。

(1)宫颈癌筛查

宫颈涂片已取得了广泛的认同,是降低宫颈癌死亡率的首选方法。高危性 HPV 检测目前在许多国家已开始用于高风险人群筛查。

(2)乳腺癌的筛查

在拍片技术比较高的条件下对乳房拍片,可降低乳腺癌死亡率;向群众教授乳房自检。

(3)结直肠癌筛查

大便隐血(FOB)筛查早期结直肠癌;乙状结肠镜普查可明显降低死亡率。

(4)胃癌的普查

胃癌的内镜筛查在日本已取成功,使早期胃癌的发现率超过40%。

(5)食管癌的早期诊断和治疗

我国林县开展的内镜下碘染色＋指示性活检筛查食管癌,取得了良好的效果。检查发现的食管上皮重度不典型增生/原位癌可采取内镜黏膜切除、氩离子凝固治疗等微创治疗,效果良好。

3.肿瘤的三级预防

是指对现患肿瘤病人防止复发,减少其并发症,防止致残,提高生存率和康复率,以及减轻由肿瘤引起的疼痛等措施,如三阶梯止痛、临终关怀等。

第二节　病因学

一、致癌病因

绝大多数肿瘤是环境因素与细胞的遗传物质相互作用引起的。环境因素是指诸如香烟、膳食成分、环境污染物、药物、辐射和感染原等。其中以饮食因素的比重比较大,例如来自高盐饮食摄入国家的多项研究证明了高盐饮食具有增强化学物质的致癌作用。其机制可能是高盐饮食破坏了胃黏膜的保护层,引起退行性反应性炎症,增加DNA加合物的形成和细胞增殖。一般把环境致癌因素分为三大类,即生物(主要是病毒)、物理(主要是辐射)和化学。

致癌病毒可分为 DNA 病毒和 RNA 病毒两大类。

物理致癌物包括电离辐射、紫外线、石棉等。

化学致癌物包括直接致癌物、间接致癌物和促癌物三大类。所谓直接致癌物,是指这类化学物质进入体内能与体内细胞直接作用,不需代谢就能诱导正常细胞癌变的化学致癌物。所谓间接致癌物,是指这类化学物质进入体内后需经体内酶活化,变成化学性质活泼的形式方具有致癌作用的化学致癌物。促癌物单独作用于机体内无致癌作用,但能促进其他致癌物诱发肿瘤形成。

这些物质进入细胞后可造成 DNA 损伤,DNA 损伤如果不能被及时和有效的修复将导致细胞突变。人体中主要的 DNA 修复系统有碱基切除修复系统、核苷酸切除修复系统、同源重组修复系统、错配修复系统和其他单基因修复机制。原癌基因和肿瘤抑制基因的发现,为认识 DNA 损伤与细胞生长失控之间的联系提供了桥梁。这两类总数过百的基因,在组织中相互协作,负责调控细胞的生长和分化。如果突变发生在这两类基因上并且不断累积的话,就有可能通过一系列机制导致细胞生长失控而发生癌变。

二、癌变过程

细胞癌变是一个多阶段的过程,这个过程包括以一系列基因突变事件为特点的启动阶段;然后是已启动的细胞的克隆选择和扩展,在促癌剂的作用下形成界限明显的癌前病灶,此阶段为促进阶段,这个阶段是漫长的,是癌变的限速步骤,而且可能是可逆的。癌前病变进一步发展,形成具有高度侵袭性的肿块,并常常伴有向其他部位转移的特征,这个阶段为进展阶段。在这个阶段,DNA 损伤更加广泛而严重,常见有多发的染色体缺失、断裂、异倍体等现象。在动物实验中,可人为造成这种连续有序、而不重复的三个阶段,然而,对于暴露于复杂环境因素的人类,则不大可能存在这种界限明显的情形。细胞癌变的发生是导致细胞稳定性丧失的基因改变不断累积的结果。病理学研究已经发现,在自然状态下,靶组织中常常同时存在程度不同的不典型增生细胞和具有恶性行为的癌细胞。

癌的发生和发展受遗传的和获得的因素的影响。暴露于致癌物是导致癌发生的

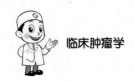

主要原因,然而同样暴露于致癌物,有些人发生癌症而另一些人则能活过正常生命期,提示存在个体易感性。决定癌症易感性的遗传因素主要包括一些罕见的、高度外显的种系基因突变(如家族性乳腺癌/卵巢癌、Li-Fraumeni 综合征和着色性干皮病等),以及一些常见的致癌物代谢基因多态,DNA 修复基因多态和细胞增殖及凋亡控制基因多态。此外,年龄、性别、免疫和营养状况等非遗传因素,也可通过生理和病理状态以及激素作用等途径,影响个体对癌症的易感性。对癌症易感基因的研究有助于了解导致较常见散发性肿瘤发生的机理;建立针对受癌症易感基因影响的生长调节途径或 DNA 修复途径的方法;产生同时适用于遗传性和散发性肿瘤的新型治疗手段;评价化学预防或筛选策略。

众所周知,不同人种或民族的各种肿瘤的发生率和肿瘤谱有很大的差别,其原因除了与环境因素有关外,遗传背景尤其是基因多态的差异毫无疑问也是重要的决定因素。研究证明一些基因的单核苷酸多态具有显著的人种和民族的特异性。如果所涉及的基因确实与癌症的发生和发展有关的话,那么这种基因多态频率的差异显然会造成不同人种或不同人群癌症易感性的差异。例如,NAT2 慢代谢型频率在白人中约 50%,黑人中约 35%,而亚洲黄种人中只有约 10%,这种差异与这三种人群的膀胱癌发生率趋势一致,即白种人 > 黑种人 > 黄种人。在美国,白人和黑人以及不同民族的白人之间肺癌发病率有很大差异,此种差异无法用吸烟的差别来解释,而可能与遗传背景的差异有关。总之,越来越多的研究证明,癌症不仅仅是环境因素引起的,个人的遗传易感性因素也是导致肿瘤发生的重要原因。但是,肿瘤的发生和发展涉及多因素的作用、多步骤形成和多基因的参与,因此,不可能有哪一个人类种群对癌症不易感,也不可能有哪一个人类种群始终比其他人类种群对肿瘤更易感。在论及肿瘤病因和遗传易感性时,不能离开特定的人群和环境两个背景,更不能把一个特定人群的研究结果简单地外延到另一个不同的人群。

综上所述,不同个体对环境致癌的易感性不同,这种易感性是由许多遗传的和非遗传的因素构成的;环境、基因之间的相互作用非常复杂,它所涉及的不只是单基因的作用而是多基因的联合作用。癌症遗传易感因素研究结果对阐明癌症发生的机理和防治具有极其重要的意义。第一,它可直接用于鉴定环境危险因素,使癌症病因研究中的因果关系和作用机制更加明确。第二,它可被用于鉴别高风险个体,使预防的对象更加明确。第三,它可指导临床实践,如对高度易感性患者进行定期体检或有效普查以获得早诊早治。第四,它最终将为临床早期检测癌症提供新的、更简易的和更可靠的方法。此外,癌症遗传易感性相关知识可用于指导易感个体改变不良生活方式

（如戒烟）以避免或最大限度地减少暴露于致癌物的机会。

第三节 分子生物学

一、物质代谢

肿瘤细胞的最基本的生物学特征就是恶性增殖、分化不良、浸润和转移等。这些恶性行为与肿瘤的特殊生化代谢过程密切相关。细胞癌变是从致癌因素引起靶细胞的基因突变开始的,基因突变引起基因表达异常,导致细胞中蛋白质和酶谱及其功能的改变,酶是物质代谢的催化剂,当酶功能和活性发生重大变化时,必然引起物质代谢的改变。

1. 糖代谢的改变

肿瘤细胞糖代谢的改变主要表现为酵解明显增强。正常肝组织在有氧条件下由氧化供能约占99%,而酵解供能仅占1%,但肝癌组织中糖酵解供能可高达50%。

2. 核酸代谢的改变

肿瘤组织中 RNA 及 DNA 合成速率皆比正常组织高,而分解速率则下降。

3. 蛋白质代谢的改变

肿瘤相关的标志酶或蛋白,如胚胎性蛋白质合成速率增快。相反,与细胞分化相关的酶或蛋白合成则会减少或几乎消失。

总之,与肿瘤细胞恶性增殖相关的生物化学代谢特点是:合成细胞结构成分的代谢途径明显增加;细胞成分及合成原料的分解代谢途径明显降低,酵解增加。

二、酶学改变

肿瘤组织中某些酶活性增高,可能与生长旺盛有关;有些酶活性降低,可能与分化不良有关。例如肝癌病人在血中 γ - 谷氨酰转肽酶、碱性磷酸酶、乳酸脱氢酶和碱性磷酸酶的同功异构酶均可升高;骨肉瘤的碱性磷酸酶活性增强而酸性磷酸酶活性弱;前列腺癌的酸性磷酸酶可升高;肺鳞状细胞癌的脂酶活性随分化程度降低而减弱。

由于癌细胞的新陈代谢与化学组成都和正常细胞不同,可以出现新的抗原物质。有些恶性肿瘤组织细胞的抗原组成与胎儿时期相似,如原发性肝癌病人血清中出现的甲种胎儿球蛋白(AFP),AFP 的特异性免疫检查测定方法是肝癌最有诊断价值的指标。结肠癌的血清癌胚抗原(CEA);胃癌的胃液硫糖蛋白(FSA)、胃癌相关抗原

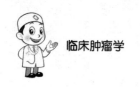

（GCAA）、a2 糖蛋白（a2GP）也可作为诊断参考。此外，绒毛膜上皮癌和恶性葡萄胎可检测到绒毛膜促性腺激素。

蛋白激酶与细胞的增殖和分化有密切的关系，如 PKA、PKC 和 TPK 三种蛋白激酶活化后都可通过间接的机理促进蛋白质和 DNA 的合成，增强某些细胞基因，如 c－myc/c－fos 的转录。但 PKA 的活性增强常在细胞分化性增殖即良性增殖时发生，而去分化性增殖或恶性增殖时则往往伴有 PKC 和 TPK 活力的上升。在人类原发性肝癌中发现 PKC 在胞液和颗粒组分中分别是正常肝的 8.5 倍和 5.9 倍。

三、细胞膜变化及其生化基础

细胞癌变后肿瘤细胞膜上组分发生改变，较重要的是糖蛋白及糖脂结构的改变。常见大分子量糖蛋白消失及糖脂链缺损。糖链上唾液酸和岩藻糖的含量明显增多。这些改变与肿瘤的增殖、转移及免疫特性有密切关系。而质膜组成与结构的改变则导致对糖、氨基酸等营养物质的通透加快，接触抑制的丧失，细胞间黏着性减弱，细胞间交联和信息传递异常以及细胞表面特异受体和调控等机能的障碍等。这些变化反映在肿瘤的恶性行为上则表现为不受控制的增长、侵袭和转移。

1. 细胞通透性异常

癌细胞膜的通透性表现异常，如癌细胞对某些糖类及氨基酸的运送比相应的正常细胞多，以致癌细胞能快速生长。

2. 接触抑制降低或消失

迅速生长的肿瘤细胞表面蛋白酶活性增强。由于蛋白酶可使细胞膜表面的糖蛋白水解，使带有糖链的多肽片段脱落下来，以至细胞不易粘着，接触抑制也消失，故蛋白酶可促细胞分裂，而蛋白酶抑制剂可抑制细胞分裂。

3. 与植物凝集素起凝集反应

植物凝集素使转化细胞发生凝集，而相应的正常细胞在同样条件下则不凝集。与植物凝集素作用的肿瘤细胞可显示出接触抑制现象。

4. 细胞膜黏着力降低

癌细胞膜表面黏力显著降低，其机械黏着力为正常上皮细胞的 1/5～1/3。因此癌细胞容易从原发部位脱离而发生侵袭和转移。

四、肿瘤标志物和生化诊断

（一）肿瘤标志物

是指那些与恶性肿瘤有关的能用生物学或免疫学方法进行定量测定的，并能在临床肿瘤学方面提供有关诊断、预后或治疗监测信息的一类物质。肿瘤标记物通常是由恶性肿瘤细胞所产生的抗原和生物活性物质,可在肿瘤组织、体液和排泄物中检出。

（二）按肿瘤标志物的生化性质分类

酶与同工酶类,如γ-谷氨酰转肽酶、醛缩酶、乳酸脱氢酶;蛋白质类:如癌胚抗原、甲胎蛋白等;肿瘤代谢物:如多胺、儿茶酚胺代谢产物;激素:如人绒毛膜促性腺激素、降钙素等;癌基因和抗癌基因类:如 p53 的点突变、Ras 基因的点突变。

（三）肿瘤标志物在临床上应用

原发肿瘤的发现;肿瘤高危人群的筛选;良性和恶性肿瘤的鉴别诊断;肿瘤发展程度的判断;肿瘤治疗效果的观察和评价;肿瘤复发和预后预测。

临床上诊断肿瘤,要求标志物有高的特异性和灵敏度,并且其含量与肿瘤的大小、进展程度呈正比。对于某一特定的肿瘤患者,可能应用几种特异性较高的标志物进行联合生化诊断,以提高诊断率和准确率。

五、肿瘤发生的一般机制

肿瘤是环境因素和遗传因素相互作用导致的一类疾病。大多数的环境致病因素如饮食、病毒、化学物质、射线的致癌作用都是通过影响遗传基因起作用的。对结肠癌的研究证实,癌的发生发展是一个涉及多个基因的多阶段过程。在家族性结肠息肉（FPC）中抑癌基因 APC 发生突变形成良性的腺瘤。随后,KRAS2 突变使其增生加速,DCC 发生缺失、TP53 缺失使其转变成恶性的结肠癌。最后,nm23H1 的缺失使其完成转移过程。

六、癌基因

癌基因或肿瘤基因是指能引起细胞恶性转化的基因,也称转化基因。

（一）病毒癌基因

癌基因首先发现于病毒的基因组。研究发现一些病毒感染可使正常细胞恶变为癌细胞,细胞的恶性转化与病毒基因组中特定的基因相关。病毒癌基因不是野生型病毒基因组的成分,对病毒自身的生长、增殖并非必需。这种病毒携带的转化基因就称为病毒癌基因。

（二）原癌基因

在一些动物和人的基因组中发现有病毒癌基因的同源序列,被称为原癌基因或细胞癌基因。细胞癌基因是人或动物细胞中固有的正常基因,参与调控细胞正常增殖、

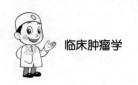

分化、凋亡及胚胎发育等重要的生物学功能,是维持细胞正常生命活动所必需的基因。病毒癌基因来源于细胞癌基因,是经过拼接、截短和重排后形成的融合基因。

（三）原癌基因的激活

原癌基因在机体生长发育过程完成之后,多处于封闭状态或仅有低度表达。当原癌基因的结构发生异常或表达失控时（原癌基因的激活）,就会成为使细胞发生恶性转化能力的癌基因。

原癌基因可由以下几种方式被激活:①点突变:RAS 基因家族中经常发生点突变;②基因扩增:MYC、ERBB 基因家族在许多肿瘤中显示扩增;③染色体重排:如 85% 的 Buriktt 淋巴瘤中发现有 t(8;14)(q24;q32)易位,使 c-myc 的表达受到 IgG 重链启动子的调控而过量表达;而慢性髓性白血病(cmL)中的 t(9;22)(q34;q11)易位(费城染色体),使 c-ABL 和 BCR 融合,编码有较高的酪氨酸激酶活性的融合蛋白。④启动子插入,如病毒 ALV 插入 MYC 的上游,其两端的 LTR 启动并增强了 c-MYC 的转录,从而诱导了淋巴瘤的产生。

一对细胞癌基因中只要有一个被激活,就可以以显性的方式发挥作用,使细胞趋于恶性转化。此外,不同癌基因在癌变过程中具有协同作用。

七、抑癌基因

抑癌基因泛指由于其存在和表达,使机体不能形成肿瘤的那一类基因,也可称作肿瘤抑制基因。

确定抑癌基因的三个必需条件:①肿瘤相应的正常组织中此基因表达正常;②肿瘤中此基因功能失活或结构改变,或表达缺陷;③将此基因的野生型导入此基因异常的肿瘤细胞内,可部分或全部逆转恶性表型。

抑癌基因在控制细胞生长、增殖及分化过程中起着十分重要的负调节作用,并能潜在地抑制肿瘤生长。点突变、缺失、启动子区 CpG 岛甲基化等变异使其功能丧失可导致细胞恶性转化而发生肿瘤。抑癌基因的变异通常是隐性的,只有两个等位基因的功能同时失活后才失去正常的抑癌功能。

八、细胞分化与肿瘤

（一）细胞分化的概念及特点

细胞分化指在个体发育过程中,由一种相同的细胞类型经细胞分裂后逐渐在形态、结构和功能上形成稳定性差异,产生不同细胞类群的过程。细胞分化具有稳定性、遗传性、可逆性和普遍性的特点。

(二)细胞分化的影响因素

动物体内不同类型的细胞所含 DNA 相同,细胞分化的实质是奢侈基因在时间和空间上的差异表达。这种差异表达不仅涉及基因转录水平和转录后水平的精确调控,而且涉及染色体和 DNA 水平、翻译和翻译后加工与修饰水平上的复杂而严格的调控机制。

影响细胞分化的因素主要包括以下两个方面:

胞内因素:①细胞质对细胞分化的影响;②核质的相互作用。

胞外因素:①细胞 - 细胞间的信号作用;②位置效应;③细胞数量效应;④细胞外基质;⑤胞外信号分子;⑥细胞记忆及决定;⑦端粒酶。

(三)细胞分化异常与肿瘤

肿瘤细胞的基本特征之一是细胞的异常分化。恶性肿瘤往往和胚胎组织一样,呈现旺盛的增殖能力,它们常常显示未分化细胞的形态学特征,甚至在细胞膜上表达癌胚抗原。最典型的例子是血液系统恶性肿瘤,尤其是白血病,其发生即是多能造血干细胞在发育分化的某一阶段受阻的结果。95% 的急性早幼粒细胞白血病(APL)患者中存在一种非随机性染色体易位 t(15;17)(q22;q21),累及 15 号染色体上的 PML(早幼粒细胞白血病)基因和 17 号染色体上的 RAR(维 A 酸受体)基因。PML - RAR 融合基因在 APL 发生中以显性负的方式发挥作用,既能阻止造血细胞分化,同时也能抑制造血细胞凋亡,是导致 APL 发生的重要分子基础。

由于细胞分化异常在肿瘤发病学上占有重要地位,诱导分化已成为恶性肿瘤治疗的一条途径,例如用全反式维 A 酸(ATRA)治疗 APL 患者,完全缓解率可达 80% 以上,因而 ATRA 诱导分化治疗已成为临床治疗 APL 的首选手段。目前,诱导分化研究所涉及的领域已从血液系统肿瘤扩展到实体瘤,如畸胎瘤、神经母细胞瘤、黑色素瘤、乳腺癌、结肠癌、鳞状上皮细胞癌等。

九、肿瘤侵袭和转移

肿瘤侵袭和转移是恶性肿瘤的基本特征和重要标志,是恶性肿瘤的主要致死原因。肿瘤侵袭是指癌细胞侵犯和破坏周围正常组织,进入循环系统的过程,同时癌细胞在继发组织器官中定位生长也包含侵袭。肿瘤转移是指肿瘤细胞脱离原发部位,通过多种转移途径,到达继发组织或器官得以继续增殖生长,形成与原发肿瘤相同性质的继发肿瘤的全过程。

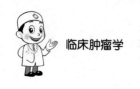

1. 肿瘤转移的基本过程

肿瘤转移是一个多步骤、多因素参与的复杂过程,主要步骤包括:①早期原发癌生长;②肿瘤血管形成;③肿瘤细胞脱落进入基质形成侵袭性生长;④进入脉管系统形成微小癌栓;⑤锚定于特定的继发组织或器官;⑥肿瘤细胞穿出血管进入周围组织形成转移灶;⑦转移灶中的血管生成;⑧免疫逃避。

2. 肿瘤转移的途径

目前已认识到的肿瘤转移途径主要有淋巴道、血道和种植转移。

3. 肿瘤转移的器官选择性

肿瘤转移是有组织、非随机、存在器官选择性的过程。肿瘤转移的器官选择性的影响因素包括:肿瘤细胞的异质性;器官微环境对肿瘤细胞增殖的影响;器官微环境内转移介质分子(生长因子、黏附分子和化学趋化因子)的影响。

4. 肿瘤转移相关基因

肿瘤转移涉及多个信号转导通路的异常,这些异常与癌基因、抑癌基因的改变有关。研究表明 MTA1 的表达水平与肿瘤细胞的转移能力呈正相关。肿瘤转移过程中不仅有促转移基因的激活,也伴有转移抑制基因的失活。肿瘤转移抑制基因指在体内可以特异性地抑制转移形成,而不影响原发肿瘤生长的一类基因。

第四节　影像诊断

一、头颈部肿瘤

(一)颅底的正常解剖

蝶骨的正常结剖。蝶骨体包括蝶窦、垂体窝;蝶骨小翼内有视神经管;蝶骨大翼内有圆孔、卵圆孔、棘孔;翼突内有翼管。

翼腭窝与周围结构的关系。翼腭窝为颅底一重要解剖结构,位于上颌窦后壁的后方,翼突的前方,内含蝶腭神经节,有多个通道与周围重要结构相通,分别为:眶下裂→眶内,翼颌裂→颞下窝,蝶腭孔→后鼻孔,翼腭管→口腔,圆孔、翼管→颅内。

颅底的主要孔道及其内部结构。筛板内有嗅神经通过;视神经管有视神经通过;眶上裂有Ⅲ、Ⅵ对颅神经、眼上静脉通过;圆孔内有三叉神经上颌枝通过;卵圆孔有三叉神经下颌枝通过;棘孔有脑膜中动脉通过;破裂孔有咽深动脉通过;翼管内有翼管动脉通过;颈动脉管内有颈内动脉、交感神经;颈静脉孔:Ⅸ-Ⅺ对颅神经、颈内静脉;茎乳孔内有面神经通过;舌下神经管内有舌下神经。

(二)鼻咽癌的影像学诊断

1.鼻咽的正常解剖

鼻咽后上壁范围起于软、硬腭交界处,终止于颅底;侧壁包括耳咽管开口、咽鼓管开口及咽隐窝;下壁终止于软腭的上表面。

2.鼻咽癌的临床表现

鼻咽癌早期常无临床症状,随着病变发展可出现耳鼻症状:涕血、鼻塞、耳鸣;眼部症状:视力减退、复视、运动障碍;偏头痛及颈部淋巴结肿大。

3.鼻咽癌颅内蔓延途径

肿瘤直接破坏颅底侵犯颅内;沿肌肉(腭帆张肌、腭帆提肌)蔓延;沿神经(三叉神经)蔓延;沿颅底孔道(卵圆孔、圆孔、翼腭窝)蔓延至颅内。

4.鼻咽癌的影像学检查方法及选择

传统X线摄片。包括鼻咽侧位、颏顶位、颅底位体层摄片等,因密度分辨率差,已基本为CT及MRI等影像学检查所取代。

CT及MRI。CT扫描可详细显示鼻咽及其周围结构的解剖,目前为鼻咽癌的基本检查方法。MRI可多轴扫描,软组织对比度好,能明确显示肿瘤的范围及侵犯深度,为鼻咽癌极有价值的检查方法。观察颅底及周围结构骨质破坏情况,应首选CT,观察软组织侵犯及肿瘤沿肌肉、神经蔓延首选MRI。

5.鼻咽癌的影像学表现

约80%的鼻咽癌起自鼻咽侧壁,早期为鼻咽壁增厚,咽隐窝变浅,中晚期有明显肿物,可有咽隐窝消失、咽旁间隙变窄、颅底骨质破坏、副鼻窦炎症。另外,鼻咽癌常合并有单侧或双侧淋巴结肿大。

6.鼻咽癌颈部淋巴结转移的特点

咽后淋巴结为鼻咽癌转移的第一站,其他好发部位为颈深组及颈后三角区淋巴结,放疗后可出现颏下、枕突等罕见部位淋巴结转移,有时转移淋巴结大小与原发肿瘤不成比例。

(三)喉及下咽癌的影像学诊断

1.喉的正常解剖

喉的支架由甲状软骨、环状软骨、会厌软骨、杓状软骨、楔状软骨与小角软骨构成。

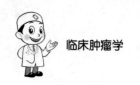

凭借弹力纤维组织、肌肉和黏膜相连接。从上而下分为声门上区、声门区及声门下区。声门上区包括会厌、舌会厌皱襞、室带、喉室;声门区包括声带、前联合、后联合;声门下区包括声带下缘到环状软骨下缘。

2. 下咽的正常解剖

下咽含梨状窝、咽后壁及环后区。梨状窝位于喉的两侧,上缘起自会厌皱襞,由外侧壁及内侧壁组成。梨状窝下部为尖端部,向内下移行至环后区与食管入口连接。环后区上界为两侧杓状软骨及后联合,下界为环状软骨背板下缘,两侧与梨状窝内侧壁相连。咽后壁起自会厌谿水平,下接食管入口,黏膜肌层覆盖于椎前筋膜前方。

3. 喉癌的影像学表现

主要表现有喉腔肿物,呈侵润性或息肉样生长,可使喉腔变形和阻塞气道。会厌前脂肪间隙、喉旁间隙受侵,咽后间隙脂肪消失,喉软骨受侵及喉旁结构受侵。颈部淋巴结肿大。声门下区癌很少见,在喉癌中仅占1%。常累及气管。

4. 下咽癌的影像学表现

梨状窝、咽后壁及环后区软组织肿物,常伴有颈部淋巴结转移。

(四)颈部软组织病变的影像学诊断

1. 颈部淋巴结的分区

近年来结合外科颈清扫术的实际操作以及头颈部肿瘤的转移规律,将颈淋巴结简化为七分区,已为国际临床界普遍接受及应用。

Ⅰ区颏下及颌下淋巴结,位于颏下及颌下三角区内,其边界为舌骨、下颌骨体及二腹肌后腹。

Ⅱ区颈内静脉链上组,位于颈内静脉周围,由颅底(二腹肌后腹)至面静脉(舌骨)水平。

Ⅲ区颈内静脉链中组,舌骨至肩胛舌骨肌,相当于环状软骨下缘水平。

Ⅳ区颈内静脉链下组,肩胛舌骨肌(环状软骨下缘)至锁骨水平。

Ⅴ区颈后三角区淋巴结,自颅底至环状软骨下缘,位于胸锁乳突肌后缘的后方;自环状软骨弓下缘至锁骨水平,位于胸锁乳突肌后缘和前斜角肌后外缘连线的后方;斜方肌前缘的前方。

Ⅵ区中央区淋巴结,包括喉前、气管前和气管旁淋巴结。上缘为舌骨,下缘为胸骨上切迹,两侧外缘为颈动脉间隙。

Ⅶ区上纵隔淋巴结。

其他,包括咽后组、颊组、腮腺内、耳前、耳后、枕下组淋巴结,不包括在上述七分区内。

2. 淋巴结病变诊断及鉴别诊断

淋巴结病变主要包括：淋巴结转移、淋巴瘤、淋巴结结核、淋巴结炎。颈动脉间隙为各种淋巴结病变的好发部位，淋巴结多位于颈、动静脉的前、后、外侧，淋巴结较大时血管向内侧移位。鉴别诊断分述如下：

转移淋巴结：淋巴结最大横径≥8mm为诊断转移的大小指标，如近期无颈部手术感染及放疗病史，淋巴结边缘强化、内部呈低密度坏死为淋巴结转移最有特征性的密度变化。

淋巴瘤：多密度均匀，呈中等度强化，亦可有内部低密度坏死征象。

淋巴结结核：青年女性多见，可有结核中毒症状，淋巴结相互融合，内有多个分隔及多个低密度坏死区为其影像特点。

3. 神经源肿瘤

包括：神经鞘瘤、神经纤维瘤、颈动脉体瘤、颈静脉球瘤。

神经鞘瘤和神经纤维瘤：位于颈动脉间隙时肿瘤处于颈动、静脉的内、后方，多使颈动、静脉向外或向前移位，茎突前移，咽旁间隙内的脂肪向前及内侧受压并变窄。迷走神经肿瘤则可以使颈动、静脉分离。颈丛及臂丛神经肿瘤可以压迫推移邻近的肌肉，主要使前斜角肌前移，也可经椎间孔延伸至椎管内，使椎间孔扩大。恶性神经源肿瘤可以浸润邻近肌肉及破坏邻近骨骼。神经源肿瘤为少血供肿瘤，其密度与肌肉相仿，神经鞘瘤强化后可以是低密度区包绕中央团状或岛状的高密度区，也可以是高密度区包绕裂隙状的低密度区或是高低密度区混杂存在。神经纤维瘤大多为实性，但也可见中央单发或多发囊性改变，神经纤维瘤可以侵犯同一区域内多条神经，表现为囊状或多个团状肿物。

副神经节瘤：颈动脉体瘤位于舌骨水平，肿瘤使颈动、静脉向外侧移位，也可以突向咽旁间隙。肿瘤血供丰富，CT增强扫描时强化明显，密度与邻近的血管相仿，小的肿瘤密度均匀，大的肿瘤中可见有小的低密度区。瘤周可见有小的供血动脉及引流静脉。

颈静脉球瘤：可使颈静脉孔扩大，呈浸润性骨破坏。

迷走神经球瘤：起源自迷走神经的颅外部分，多见于咽旁间隙内。

(五)腮腺间隙肿瘤的影像学诊断

1. 腮腺的正常解剖

腮腺为一不规则的腺体，位于面颊部，上界为颧弓，下缘为下颌骨的下缘和二腹肌

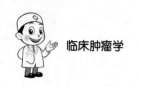

后腹的上缘,前缘覆盖于嚼肌表面,后外界为外耳道的前下部,并延伸到乳突尖部。腮腺被人为的分为腮腺浅叶和腮腺深叶,以面神经为界,位于其外侧部分为腮腺浅叶,位于其内侧部分为腮腺深叶,但在 CT 和 MRI 上不能区分面神经而以下颌后静脉作为其标志,因为面神经恰好位于下颌后静脉的外侧与其伴行。

2.腮腺的影像学检查方法及选择

随着现代影像医学的发展,传统的 X 线检查方法在腮腺肿瘤检查中已经很少使用。目前主要采用 CT、MRI 和超声做为主要检查手段。CT 能显示肿瘤的部位、形态、大小、密度变化及与周围结构的关系,提供有关颅底骨质破坏、颈动脉间隙及咽旁间隙有无受侵等信息。MRI 软组织分辨率高,能显示面神经及邻近间隙内的脂肪,直接多断面成像对判断肿瘤在腮腺内或腮腺外及肿瘤的深、浅叶定位,均能提供极有价值的信息。高频超声有助于鉴别腮腺内病变的囊、实性,也有助于导引穿刺活检。

3.腮腺病变的影像学表现

腮腺肿瘤的病理学分类复杂,一般将腮腺肿瘤分为腺瘤、癌、非上皮性肿瘤、恶性淋巴瘤、继发性肿瘤、未分类的肿瘤及瘤样病变七大类。腮腺的上皮性肿瘤包括腺瘤和癌,腺瘤主要有多形性腺瘤或良性混合瘤、Warthin 瘤或腺淋巴瘤、单形性腺瘤、肌上皮瘤等,癌则包括黏液表皮样癌、腺泡细胞癌、腺样囊性癌、肌上皮癌、涎腺导管癌、腺癌、鳞状细胞癌等。腮腺深叶与咽旁间隙紧邻,有时准确区分肿瘤来源于腮腺深叶或咽旁间隙非常困难,但肿瘤的来源决定外科手术方案的选择,因此,腮腺深叶与咽旁间隙肿瘤的鉴别有明显临床价值。咽旁脂肪间隙的移位为其鉴别的重要依据,腮腺深叶肿瘤一般推压咽旁脂肪间隙向内侧移位,而咽旁间隙肿瘤常使咽旁脂肪间隙向外侧移位;另一重要鉴别点为肿瘤与茎突下颌骨间隙的关系,腮腺深叶肿瘤使茎突与下颌骨之间的间隙增宽,而咽旁间隙肿瘤常向前推压茎突使下颌骨间隙变窄。

多形性腺瘤,约占所有腮腺良性肿瘤的80%,肿瘤一般在 2～4cm 之间,增强 CT 示肿物轻度或中等度强化,一般与颈后三角区的肌肉或胸锁乳突肌的密度相似或略高,CT 值差异在30Hu 之内,内部密度多不均匀,常可见多个大小不等的低密度灶。

Warthin 瘤多生长在腮腺浅叶的后部(尾叶),大多数 CT 表现为边缘规则的圆形或椭圆形肿物,常有囊性变,囊壁薄而光滑,囊腔内可有结节,增强后多呈中等度强化。Warthin 瘤容易多灶起源,当一侧或双侧腮腺内出现多个结节,边缘规则,结节呈轻至中等度强化时,Warthin 瘤为最可能的诊断。

腮腺恶性肿瘤中黏液表皮样癌最常见,黏液表皮样癌的恶性程度差别很大,主要根据其组织学成分而定。组织学上将黏液表皮样癌分为低级、中级、高级,级别越高肿瘤的预后越差。低分级的黏液表皮样癌大多生长缓慢,为无痛性肿块,CT 表现似多形性腺瘤,为边缘较规则肿物;高分级的黏液表皮样癌呈恶性肿瘤影像学表现,CT 表现为边缘不规则肿物,有时肿物无具体边界,明显向周围侵润性生长,常侵犯周围结构。腮腺恶性肿瘤血供丰富,增强后常有明显强化,一般明显高于颈后三角区的肌肉或胸锁乳突肌的密度。

（六）甲状腺病变的影像学诊断

1.甲状腺病变的检查方法及选择

超声。高频超声成像可良好地显示甲状腺内部结构,鉴别囊实性,超声导引下穿刺活检有助于获得组织学诊断。目前为甲状腺肿物的首选影像检查方法

CT 增强扫描。显示解剖关系清晰,对观察甲状腺大肿物有无侵犯周围结构有重要意义,也可以显示肿物内部的钙化、出血、坏死、囊性变和颈部淋巴结的改变。但对于显示小的甲状腺病变不如超声。

MRI。对于禁忌注射碘对比剂的患者、甲状腺癌术后随诊鉴别纤维化和复发可采用 MRI。但显示钙化不如 CT。此外,核素显像和正电子发射体层成像（PET）对诊断及鉴别诊断亦有帮助。

2.甲状腺癌的分类

甲状腺癌分为滤泡源性癌和 C 细胞源性癌。前者来自滤泡上皮细胞,包括分化型癌（乳头状癌、滤泡癌）和未分化癌;后者为甲状腺髓样癌。

3.甲状腺病变的影像表现

甲状腺良性病变:

甲状腺炎。包括化脓性甲状腺炎、桥本氏甲状腺炎、慢性甲状腺炎及亚急性甲状腺炎等。桥本氏甲状腺炎又称慢性淋巴细胞甲状腺炎,是一种自身免疫性疾患,镜下见间质内广泛的淋巴细胞及浆细胞浸润,是最常见的甲状腺炎。CT 扫描呈低密度,均匀或不均匀,有时呈小片状密度不均,增强扫描时更为明显。双侧腺体的密度改变相仿,无明确的低密度结节。

单纯性甲状腺肿。单纯性甲状腺肿分为弥漫性或结节性甲状腺肿。CT 扫描为单侧或双侧甲状腺肿大,内部密度不均,可有多个边界不清的低密度结节,可有囊变或钙化。甲状腺肿物较大时可在颈部表面突起,或向下延伸至纵隔,压迫气管使之变窄或移位,即使肿物较大,与邻近的器官结构仍有脂肪间隙相隔。

甲状腺瘤。肿瘤局部强化,但不如正常甲状腺显著。密度可均匀或不均匀肿瘤边缘清楚,常可见完整的低密度包膜。少数可见边缘钙化。

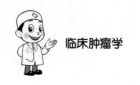

甲状腺癌：

乳头状癌。在甲状腺癌中占60%～70%,为青年最常见的甲状腺恶性肿物。患者无碘缺乏病史。有1/4的青年患者在初诊时已有颈淋巴结转移。即使临床触诊颈淋巴结阴性者,术后病理检查也约有50%有颈淋巴结转移。CT或MRI见肿瘤囊性变及囊壁明显强化的乳头状结节,并有沙粒状钙化,是乳头状癌的特点。

滤泡癌。常见于长期缺碘的患者,也可有散发病例。影像表现为大的边缘模糊的肿物,密度不均,强化较明显,常可见侵犯邻近器官结构。

4. 甲状腺癌淋巴结转移特点

转移部位为颈静脉链周围淋巴结,其中又以颈下深组(包括锁骨上窝)最多,颈上中深组次之,其他依次为气管食管沟,甲状腺周围,颈后三角区、上纵隔。与上呼吸消化道鳞癌相比较,甲状腺癌颈部转移淋巴结相对较小,尤其以气管食管沟区更为突出。甲状腺癌转移淋巴结边缘大多规则,无明显外侵征象,尤以甲状腺乳头状癌更为显著,甲状腺癌转移淋巴结血供丰富,且有甲状腺组织的吸碘特性,可明显强化,略低于或与正常甲状腺密度一致。

滤泡癌、髓样癌、透明细胞癌原发或复发的甲状腺肿瘤多较大,肿物边缘不规则,常呈浸润性生长,增强后明显强化,内部密度不均匀,有散在不规则低密度灶,且其转移淋巴结密度大多与原发或复发甲状腺肿瘤一致。

淋巴结囊性变、壁内明显强化的乳头状结节为甲状腺乳头状癌的特征性密度改变,淋巴结内细颗粒状钙化为甲状腺癌的特征性密度改变。

二、肺癌

(一)影像学检查方法及选择

1. 胸片

由于胸片的广泛普及性、简便易行及费用低廉,目前仍被临床医生作为疑诊肺癌时首选影像筛检方法,但胸片对肺癌检出的敏感性及准确性均低于CT扫描。胸片亦是监测肺癌病人治疗效果以及终身随诊的最基本影像检查手段。

2. CT

CT已成为肺癌早期检出、诊断与鉴别、分期、疗效评价及终生随访最主要和最常用的方法。应用低剂量螺旋CT对高危人群进行肺癌筛查能提高肺癌早期检出率和手术根治率,其假阳性率和性价比目前尚未定论,是国内外临床研究争论的焦点。各种肺小结节计算机辅助检出与诊断分析软件(CAD)也趋于成熟,逐步投入临床应用,例如,对难以定性的肺结节,可通过 1~3 个月后复查 CT,计算倍增时间,帮助判断良恶性。对周围型肺结节和肺弥漫性病变(如怀疑淋巴管转移)应注意行高分辨 CT 扫描(HRCT);对中心型肺癌应行增强扫描,并尽量应用多平面重建(MPR)等 2 维或 3 维后处理技术判断肿瘤与周围结构的关系,帮助判断手术可切除性及制定治疗方案。

3. MRI

是 CT 扫描的补充手段,对肺上沟瘤、与胸壁、膈肌关系紧密的肺癌、碘造影剂过敏但要显示病变与肺门、纵隔大血管关系的患者,可首选 MRI;对一些肺肿块的鉴别诊断(如矽结节)、放疗 1 年以上的纤维化与肿瘤复发,MRI 可能优于 CT。怀疑或排除中枢神经系统转移时,MRI 为首选方法;对局灶性可疑骨转移,X 线、CT 及骨扫描不能定性时,MRI 可能有助于诊断。

4. 正电子发射体层(PET)及 PET - CT

目前主要应用于临床的为 F - 18FDG 全身显像,对肺癌诊断的特异性和准确性高,分期较为全面准确,对于肺癌疗效观察和早期检出治疗后残留及复发肿瘤亦有重要价值;PET 或 PET - CT 的弱点包括:仍有一定的假阳性和假阴性,小病灶(小于 1cm)易被漏诊,对中枢神经系统转移不够敏感,所提供的解剖细节不如 CT 扫描,价格较昂贵,设备不普及等;单光子发射断层(SPECT)机在我国很普遍,对肺癌的诊断与分期亦可发挥一定的价值。

5. 影像引导下肺活检及治疗

可根据病变的大小和部位选择透视、CT 或 B 超引导下的穿刺肺活检及物理治疗(微波、冷冻等)。

(二)影像表现

通常根据肺癌发生的部位分为中心型和周围型,肺上沟瘤发生肺尖,有直接侵犯局部胸壁、肋骨、椎体、下部臂丛神经、交感链及锁骨下血管的倾向,为周围型肺癌中较特别的一类,在肺癌中不足 5%。发生于气管的癌不足 1%。

不同组织学亚型肺癌各有一定的特征,如鳞癌、小细胞癌以中心型为多,腺癌则以周围型居多。

1. 中心型肺癌

中心型肺癌的影像表现包括原发肿瘤直接和间接征象。

直接征象为段或段支气管以上支气管腔内结节、局限性管壁增厚或腔内外生长肿块;继发征象主要指肿瘤远端阻塞性肺改变,最初可表现为阻塞性肺气肿,但持续时间较短,在实际工作中较少遇到;继而发生梗阻远端支气管黏液或脓汁潴留或扩张,叶段

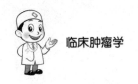

或全肺阻塞性肺不张或肺炎。

CT 对检出支气管腔内小结节或局限性支气管管壁增厚、区分肿瘤与远端阻塞性改变、检出转移性病变等均显著优于平片。薄层重建及 MPR 等后处理功能使 CT 更加优越。

2. 周围型肺癌

发生于段支气管以远的肺癌称为周围型。周围型肺癌往往表现为肺结节或肿块，部分亦可呈肺泡实变样或毛玻璃样阴影，病变的大小、内部结构、瘤 – 肺界面对鉴别诊断非常重要，如腺癌内部常有小空泡，边缘多有脐样切迹或深分叶、毛刺和胸膜牵拉，鳞癌边界缘较规则，中心易坏死形成空洞，多呈偏心性，内壁凹凸不平，小细胞癌肺内原发灶可能很小且边界光滑，而转移淋巴结很大，大细胞癌则多呈土豆样较大肿块，HRCT 能最好地显示上述特征。PET 或 PET – CT 能直接反应肿瘤的代谢状况，对大于 1cm 的肺结节的良恶性鉴别诊断准确性非常高，但仍有一定的假阳性（如感染性肺病变）及假阴性腺癌结节（如肺泡癌、类癌等）。对于小于 1cm 的肺结节，可 1～3 个月后复查 CT 扫描，使用容积测量及分析软件计算结节的倍增时间，倍增时间是指病变体积增大一倍所需的时间，当肿块直径增大一倍时，体积将增大 8 倍，所以体积的变化较直径更加敏感地反应肿瘤生长情况。恶性肿瘤的倍增时间大多在 30～490 天之间，当肿瘤合并出血、感染或坏死时，体积可能急剧增大，倍增时间可低于 30 天，而较为多见例外情形则是一些生长缓慢的肺泡癌或腺癌，可数年不变，倍增时间超过 490 天，可高达十多年，因此，对不能定性的肺结节要根据病人的情况及时活检或定期密切追随。

3. 肺尖癌

肺尖癌早期在胸片上仅表现为一侧肺尖帽增厚，极易漏诊或误诊。对有肩痛、胸背痛、臂丛神经受损或有霍纳氏综合征等主诉的患者，要注意观察肺尖帽及局部肋骨，即使胸片阴性，亦应行 CT 或 MRI 进一步检查。

MRI 能很好地观察胸入口和臂丛的解剖细节，对于判断肿瘤侵犯范围和椎管内受侵优于 CT，对于判断骨皮质受侵，CT 优于 MRI；CT 多平面重建等后处理能更直观显示肿瘤与锁骨下血管的关系，有利于设计治疗方案。

4. 转移征象

最常见的转移征象包括肺门、纵隔及锁骨上区淋巴结、肺内转移、胸膜转移、胸水、心包积液、骨转移、肾上腺转移等。

通常为原发灶引流区域的淋巴结肿大，多见于同侧肺门及纵隔，亦可经隆突下及前纵隔累及对侧纵隔或肺门淋巴结，对侧淋巴结受累多见于小细胞肺癌、双下叶肺癌。

有时隆突下或后纵隔淋巴结转移可压迫食管出现吞咽困难,多见于小细胞肺癌。

与原发灶同叶肺内转移属 T4,不影响手术可切除性;不同叶肺内转移属 M1,原则上不应再行手术治疗。一般肺内转移多分布于近胸膜的区域,下肺野多于上肺野,多呈类球形,边界较清楚,无钙化或脂肪密度。并非所有肺内结节均是肺转移,尤其数目较少、形态怪异时,要行局部 HRCT 仔细观察,或 PET 进一步检查,仍不能确定时,可行影像引导下活检,以利于制定正确的治疗方案。

胸膜转移的直接征象为胸膜结节、胸膜不规则增厚及强化,间接征象为胸腔积液。单纯出现胸水时并非一定有胸膜转移,要依靠反复多次的胸水细胞学或胸膜活检来确定是否为恶性胸水,中心型肺癌伴阻塞性肺炎时可出现少量反应性胸水,心功能不全的病人可有心源性胸水,有粉尘吸入史病人亦可有少量胸水;当原发肿瘤同侧出现中、大量胸水、短期内迅速增多的胸水、周围型肺癌即使合并少量胸水时,亦要高度警惕伴有胸膜转移,若确定有胸膜转移则不宜行手术治疗。

心包积液时在肺癌初诊时较少见,少量时不能定性,中、大量时往往与肿瘤有关,尤其原发灶为腺癌、或肿瘤侵犯心包或大血管时。放射治疗后常会出现少量心包积液。

对每一例疑诊肺癌的病人,胸片时要注意观察骨性胸廓,CT 应常规则用骨窗观察每一幅图象,以免遗漏骨转移。

正规胸部 CT 扫描范围往往要求包括后肋膈角区,双侧肾上腺通常已在扫描范围内,对小细胞癌更要强调包括肾上腺区,由于肺癌易转移至肾上腺,应注意观察肾上腺形态是否正常。

(三)纵隔肿瘤指南

1.影像检查方法

包括胸透、胸片、CT、MRI、B 超等。纵隔肿瘤由于位置深,病人往往因胸部不适或无症状偶然查体由透视、胸片或 CT 等影像检出。疑为纵隔肿瘤时,CT 应为首选和必须的检查手段,MRI 可作为 CT 的替补或辅助手段。B 超对声波能到达的部位亦能发挥一定作用,尤其对婴幼儿及儿童。

2.影像表现

纵隔肿瘤的诊断主要依据肿瘤的部位、内部结构及强化特征、生长方式,并要结合病人的性别、年龄等临床特征。例如前纵隔是胸腺瘤、畸胎瘤的好发部位,神经源肿瘤好发于后纵隔,中纵隔病变多为淋巴结来源或各种囊肿,而间叶来源软组织肉瘤可发生于纵隔任何部位。畸胎瘤常呈脂肪、钙化、囊性及软组织等多种密度混杂性肿块,有

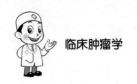

较厚的囊壁,胸腺瘤多呈软组织密度,亦可出现包膜及分隔状钙化,MRI 常能较小地显示肿块内部分枝状纤维间隔;神经源肿瘤常与椎间孔相连或与后肋下缘关系紧密,可使椎间孔或肋间隙撑大,伴局部骨硬化或压迹形成。

三、乳腺癌

(一)影像学检查方法

乳腺 X 线摄影,是诊断乳腺肿瘤最重要、最有效的方法。数字化乳腺摄影提高了空间及对比分辨率,使图像质量更佳。数字化乳腺摄影的优点是可进行图像后处理,根据具体情况调节亮度、对比度、局灶兴趣区放大观察等,有助于减少因技术不当、图像不满意或需局部放大而导致重复 X 线摄片;可贮存、传输数据,有助于远程会诊。必要时可行局部点压或放大摄影,以更好的观察乳腺内局部病变的细微结构,如边缘、微小钙化等。乳腺 X 线摄影辅助超声扫描,是目前国际上公认并广泛应用的乳腺疾病影像学检查方法最佳组合。

超声,无损伤,可自由扫查乳腺的任何部位,同时可清晰地显示腋窝肿大的淋巴结。

CT 扫描,CT 分辨率高,无影像重叠,有助于显示乳腺内肿块,但其费用昂贵,放射线量大,不作为常规的乳腺检查方法。

MRI,具有无射线、分辨率高的优点。但由于其价格昂贵,因此仅作为辅助检查方法之一。

乳腺导管造影,主要用于有乳头溢液的病人。

影像导引介入性检查,影像学方法有助于乳腺病变介入性操作的定位,作细针穿刺细胞学或粗针组织学活体组织检查,也可以对囊肿作囊液抽吸检查及治疗。目前最常用的影像学导引方法为超声扫描及 X 线立体定位,由于 MRI 导引需用特制的穿刺针、开放型 MR 机等,且价格昂贵,其应用有一定限制。

(二)乳腺癌的影像表现

1. 直接征象

(1)肿块

肿块是乳腺癌的直接征象,也是乳腺癌的主要诊断依据。肿块大小不一,X 线片中显示肿块大小多小于临床触诊,此为恶性征象之一。皮肤水肿、癌周炎症和癌瘤向周围浸润是造成临床触及肿块往往大于 X 线所见的主要原因。肿块密度在多数情况下比较致密,与邻近的乳腺实质相仿或略高。形态多呈类圆形、结节状、分叶状或不规则形。大多数肿块的边缘不光整,境界模糊,可见轻微和明显的毛刺或浸润。有时也可呈轮廓部分清楚、部分模糊。毛刺的长度不一,可以长达数厘米,也可以较短呈毛刷状。可以是肿瘤的成纤维反应所致,也可以是肿瘤沿间质向外浸润。

(2)微小钙化

在乳腺癌诊断中占据特别重要的地位,以导管内癌、浸润性导管癌为多见。作为乳腺癌的一个主要征象,它不仅可以帮助对乳腺癌的确诊,而且在相当一部分病例中,钙化是诊断乳腺癌的惟一阳性依据。典型的恶性钙化成簇分布,大小、数目、形态不一。X线片中在 $1cm^2$ 的范围内见到 5 个以上 ≤0.5mm 的微小钙化时应提高警惕。恶性钙化的形态不一,常常是细砂粒状、细线状、条状、分叉状、不规则多角形或分支状等多种形态同时存在。钙化可以聚积在肿块之内,或在其周围,也可呈节段性或弥漫分布。纤维腺瘤的钙化常较粗大,数目少,位于肿瘤内部。囊肿、脂肪坏死常为蛋壳样钙化。与乳腺导管分泌性疾病有关的钙化为火花样、或小杆状钙化。

(3)局限致密浸润

当乳腺某一区域的密度异常增高,或两侧乳腺比较发现不对称的致密区,即为局限致密浸润。

(4)局部结果扭曲

在 X 线片上表现为乳腺实质正常轮廓改变及间质成份产生的成角、星状及毛刺样改变。

2.间接征象

乳头和皮肤的改变。乳头凹陷和皮肤增厚是乳腺癌的间接征象。

血管异常由于血运的增加,乳腺癌时可见到血管增粗。

乳导管扩张、中断。

3.乳腺导管造影

若有乳头溢液,则可行乳导管造影。乳腺癌导管造影表现为导管分支紊乱,粗细不均,扭曲或中断,管壁不规则,有充盈缺损。多发乳腺导管内乳头状瘤亦可见血性溢液,导管造影表现为导管扩张,伴多发小的充盈缺损。

(三)乳腺癌筛查

筛查是对无症状的人群通过某些检查手段早期检出异常,以进一步作其他检查,获得早期诊断及早期治疗。目前证实乳腺 X 线摄片是唯一的应用影像学检查早期检出恶性肿瘤并降低其死亡率的手段。

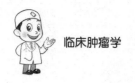

四、食管癌

(一)食管癌的影像学检查方法

除了明确诊断外,影像学检查还应特别注意为食管癌患者提供肿瘤分期的资料,以便设计合理的治疗方案及评估预后。

食管癌的影像学检查较多,如钡餐造影检查、CT 检查、MR 检查及腔内超声检查等。每种检查方法有其优越性和局限性,如食管钡餐造影检查只能观察和了解食管腔内情况,而无法了解肿瘤有无外侵和转移。CT 及 MR 检查有利于观察肿瘤有无外侵或转移,而不能很好地显示食管腔内病变的全貌。食管钡餐造影检查是诊断食管肿瘤的一种简便、经济、实用而有效的方法。

1. X 线检查

食管造影是诊断食管癌的一个最简便实用的方法,检查食管癌患者时应特别注意以下几点:

注意钡剂的调制,使其具有良好的黏附性及流动性。

应做气钡双重造影,更好地显示病变的形态、轮廓、范围、黏膜及舒张度,对疑为早期癌的患者更是必不可少的步骤,透视时必需仔细观察食管全长(包括贲门胃底部)以免遗留多段病变。

做细致的胸部透视,观察肺部、纵膈有无转移瘤或其他疾病,胃泡的大小,其内有无软组织肿物。

必须选择显示病变最佳的时间和摄片,除了对局部病变拍摄左、右前斜位点片外,对颈段食管应拍摄侧位片,显示其与气管的关系。此外应拍摄食管全长,包括贲门胃底部。

2. CT 扫描

应空腹检查,增强扫描有助于显示邻近的心脏大血管,提高对比度,患者一般取仰卧位,吞服稀的碘溶液及气体以显示食管腔。参考食管造影片在病变部位采取薄层扫描(2~5mm)或重建,减少部分体积效应使肿瘤与周围结构的关系显示清楚。

3. MRI

空腹扫描,T1 及 T2 加权像,局部薄层连续无间隔,横断面、矢状面扫描可以显示肿瘤与周围组织的关系,冠状面有助于观察纵膈淋巴结。

4. 食管腔内 B 超

用 7.5MHz 的换能器,其空间分辨率可达 0.2mm,穿透深度可达 5~7cm,可以显示食管壁各层及区域淋巴结。

（二）食管癌的影像学表现

1.早期食管癌的食管钡餐造影表现

（1）斑块型

也称为隆起型。病变处黏膜不规则稍有肿胀隆起，表面粗糙呈颗粒状，黏膜粗细不均可有中断，如卧蚕状，亦或伴有浅表糜烂的小龛影，局部管壁略僵硬，扩张有或无受限。

（2）乳头型

肿瘤呈结节状、乳头状或息肉状隆起，突入管腔，形成充盈缺损，其边缘与周围黏膜分界清楚，局部黏膜中断，管壁舒张度差，瘤体表面偶见糜烂，似桔皮状。较大的乳头型早期食管癌有时与进展期食管癌难以鉴别。

（3）糜烂型

也称之为凹陷型。病变处黏膜紊乱中断，有糜烂或浅表溃疡，钡餐造影表现为不规则斑点状存钡区，也可呈虚线状或地图状改变，部分病例的凹陷边缘黏膜可有轻微隆起。管壁舒张稍受限。

（4）平坦型

癌肿位于黏膜表面，病变处黏膜既无隆起，又无凹陷，局部黏膜仅呈充血改变，食管造影常常无阳性表现，有时可见局部管壁略僵硬。往往通过内镜活检才能确定病变的性质及部位。

2.中、晚期食管癌的影像表现

（1）食管钡餐造影检查

①髓质型：病变范围较长多侵及食管全周，呈不规则的充盈缺损，食管壁增厚僵直，黏膜破坏，钡餐造影表现为深浅不同，大小不等的溃疡和结节状隆起。管腔狭窄，钡流不畅或梗阻。病变与正常食管的移行呈斜坡状，肿瘤外侵明显者管腔走行扭曲成角。

②蕈伞型：病变常限于部分管壁，呈扁平的蕈状充盈缺损，突入管腔内，表面可光滑，但多数为表面有溃疡或糜烂的与食管长轴一致的肿物，边缘较为整齐，与正常食管的移行带清晰，局部黏膜破坏。病变对侧食管壁可规则柔软。

③溃疡型：病变常只侵犯部分管壁，形成边缘不规则、底部凹凸不平的溃疡，溃疡底往往深达肌层或穿透肌层。食管钡餐造影表现为较深的龛影，边缘稍有隆起，管腔狭窄可不明显。

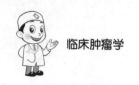

④缩窄型:病变累及食管全周,管腔呈环状或漏斗状狭窄,范围短,一般小于5cm。肿瘤与正常食管分界清楚。病变段黏膜平坦,近端食管明显扩张。

⑤腔内型:病变处见管腔内较大的息肉状充盈缺损,并浸润食管壁,肿瘤表面有糜烂或浅溃疡所致的斑片状的钡剂残留,局部管腔增宽膨大。钡流受阻不明显。

（2）CT扫描检查

①肿瘤的腔内外生长情况:CT的横断面图像能观察肿瘤造成的食管壁不规则增厚,肿块可向腔内或腔外生长、可全周或偏心生长,食管腔受压变小不规则,偏于一侧或完全闭塞。肿瘤与周围纵隔内组织、器官的脂肪间隙是否清晰则可提示肿瘤有无外侵。

②气管、支气管受侵:气管或支气管明显受压造成形态改变或后壁不规则,提示气管或支气管受侵。

③主动脉受侵:肿瘤与主动脉相邻处脂肪间隙消失,接触面 >90°、主动脉管腔局部变扁者,可以提示主动脉有受侵可能;相邻处脂肪间隙存在,接触面 <45°者提示主动脉可能未受侵。

④心包受侵:肿瘤与心脏相邻部位正常脂肪间隙消失,心腔凹陷变形者提示受侵。

⑤纵隔淋巴结转移:CT扫描有助于检出病变周围及纵隔内的淋巴结转移。

⑥腹腔淋巴结转移。

（3）MRI检查

MRI对食管癌和侵犯纵隔的诊断指标与CT相仿,显示食管周围的脂肪间隙较CT更为清楚。肿瘤在T1加权像呈中等信号,T2加权象呈中高信号。

（4）食管腔内B超检查

食管腔内B超检查可以观察食管壁的正常五层结构是否被肿瘤破坏、肿瘤的外侵情况以及区域性淋巴结转移。

3.食管癌的鉴别诊断

（1）食管其他恶性肿瘤

食管其他恶性肿瘤很罕见,包括平滑肌肉瘤、纤维肉瘤、癌肉瘤、恶性黑色素瘤、食管转移瘤等。

①食管平滑肌肉瘤:食管平滑肌类肿瘤发生于肌层,多为较大的软组织肿物,可向腔内或腔内、外生长,常伴有中央溃疡。胸片可见纵隔走行部位肿物影,常为偏心性,食管造影见食管腔内巨大肿块,管腔狭窄偏位,也可呈局限性扩张,其内有大小不等的息肉样充盈缺损,黏膜平坦或破坏,中央可有龛影。CT或MR扫描清楚显示向腔外生

长的肿物。

②食管癌肉瘤：多为带蒂的肿物突入食管腔内形成不规则的充盈缺损,影像表现与腔内型食管癌十分相似。

③恶性黑素色瘤：原发食管恶性黑色素瘤罕见,肿瘤呈棕黑色或棕黄色,肿瘤呈息肉状突入腔内,可有分叶,有蒂,影像表现似腔内型食管癌,但肿瘤常呈多分叶状。

④食管转移瘤：由血行播散至食管的转移瘤罕见。原发肿瘤可为肾癌、甲状腺癌、乳腺癌、肺癌等。其食管造影所见也与腔内型食管癌相仿。

(2)食管良性肿瘤和瘤样病变

食管良性肿瘤和瘤样病变在食管肿瘤中约占20%,其中50%～70%为平滑肌瘤。还可有乳头状瘤、腺瘤、息肉、脂肪瘤、血管瘤、囊肿等。

食管平滑肌瘤由交错的平滑肌和纤维组织所构成,有光整的包膜,可以单发圆型、卵圆型或多结节状,约3%～4%为多发病变。主要为壁在性病变,也可向腔外生长。食管钡餐造影呈圆型、卵圆型的壁在性肿物,大小不一,管腔偏心性狭窄,边缘光滑锐利,正面观肿瘤局部食管增宽,切线位肿物与食管之交界呈钝角。表面黏膜被展平或呈分叉状,邻近黏膜被推移。

4. 食管良性病变

(1)消化性食管炎

食管钡餐造影示食管下段痉挛性收缩,黏膜增粗或模糊,有糜烂或小溃疡时可有小的存钡区或龛影。炎症病变后期纤维化可出现管腔狭窄,边缘光整或呈锯齿状,但食管仍有一定的舒张度,病变的形态有一定变化,病变与正常食管间的移行带不清楚,常伴有食管裂孔疝和胃食管返流现象。

(2)贲门失弛缓症

少数食管下端的浸润癌应与之鉴别。贲门失弛缓症的狭窄段是胃食管前庭段两侧对称性狭窄,管壁光滑呈漏斗状或鸟嘴状,用解痉挛药可缓解梗阻症状,其近端食管扩张明显,常有大量食物潴留、食管黏膜无破坏。

(3)食管静脉曲张

表现为息肉样充盈缺损,重度病变黏膜增粗呈蚯蚓状或串珠状,但食管壁柔软,有一定的收缩或扩张功能,无梗阻的征象,曲张静脉所造成的充盈缺损在不同的观察时相有一定的变化。患者有肝硬化病史,无吞咽困难症状。

(4)外压性改变

纵隔肿大淋巴结、大血管病变或变异及其他纵隔内病变均可造成食管受压狭窄,

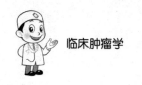

一般其边缘光整,局部黏膜展平,但无破坏,CT 或 MRI 检查有助于诊断。

五、胃癌

(一)胃癌影像学检查方法

随着医学影像学的迅速发展,有关胃肠道疾病的检查方法越来越多,包括 X 线钡餐造影检查、超声检查(包括体表和腔内)、CT 和 MRI 等。

目前,X 线钡餐造影检查是胃肿瘤的首选检查方法。特别是胃气钡双重对比造影在胃肠道疾病检查中已得到广泛应用,将胃气钡双重对比造影与胃镜配合检查大大提高了对早期胃癌的检出率和诊断准确率。X 线钡餐造影检查对观察胃腔内病变部位、大小、形态及定性等方面效果较好,而对于肿瘤在胃壁内、腔外生长情况以及肿瘤与周围脏器的关系,或有无局部、远隔转移则需超声、CT 和 MRI 等检查手段。

1.X 线钡餐造影

包括双对比法,黏膜法,充盈法,压迫法。双对比法能够清晰地显示细微的黏膜结构,有利于检出胃内微小的隆起或凹陷性病变。

2. 超声检查

对于胃癌患者行超声检查的主要目的在于判断肿瘤侵犯深度,有无淋巴结转移和远处转移。当胃内用水适度充盈的情况下,通常可将正常胃壁显示为五层高～低回声相间的带状结构。体表超声和内窥镜超声在临床分期中各有优劣。

(1)体表超声

因受分辨力的影响,体表超声对早期胃癌的诊断不准确,同时在检出胃底和胃大弯病变方面也存在较大困难。但方便易行,对发现有无淋巴结转移和远处转移有很大价值。

(2)内窥镜超声检查

分辨力高,内窥镜超声对于肿瘤侵犯深度的判断较为准确,诊断早期胃癌的准确率可达90%以上。由于其换能器透力较低,在发现远处淋巴结转移和远处脏器转移方面远不及体表超声。另外,其检查操作较复杂,患者不适感明显以及设备较贵等原因,使其在临床上尚未广泛应用。

3.CT 检查

随着 CT 机器性能的改善、技术的提高,包括口服对比剂,加上增强扫描,能获得较好的胃壁图像,提高了病变的检出率,对胃癌分期的准确性亦有较大提高。特别是螺旋 CT 的出现,它具有扫描速度快,无呼吸运动伪影,采用容积扫描和采样,同时还具有多项图像后处理功能,更有利于检出微小病变,并对判断肿瘤与邻近脏器的关系提供更多信息。

螺旋 CT 的二维(2D)多平面重建技术对胃癌的分期有价值,而三维(3D)多平面重建技术和仿真内窥镜技术能够提供胃腔内肿块的大体图像,因此有助于 CT 对肿瘤的大体分型。然而 3D 图像和仿真内窥镜技术也有其局限性:①重建图像较费时;②不能显示肿瘤外侵及转移情况;③同样不易检出平坦型病变;④不同于真正的胃镜,无法获得组织学诊断。因此,在使用螺旋 CT 对胃癌进行检查时,仍要以其横断扫描图像为主,配合其他重建技术。

4. MRI 检查

既往由于 MR 仪器扫描速度慢,胃的蠕动、呼吸伪影和胃扩张度不一等原因而严重影响了 MRI 的图像质量,认为 MRI 不如 CT。然而随着 MR 仪器快速扫描技术的应用,MRI 用于胃癌的诊断研究也得到进一步发展。有关文献报道 MRI 判断胃癌浆膜外侵犯的敏感性为 88% ~93%,这一结果可以与 CT 相比。水做为 MRI 检查的口服造影剂被普遍接受。

(二)胃癌影像学表现

1. 早期胃癌的 X 线钡餐造影检查

早期胃癌系指肿瘤局限于黏膜层或黏膜下层,而不管其范围大小及有无淋巴结转移。胃低张双重对比造影结合胃镜检查是发现和诊断早期胃癌的主要手段。早期胃癌的 X 线表现与其病理形态相对应。

(1)Ⅰ型(隆起型)

表现为息肉状、圆形或椭圆形充盈缺损,如肿瘤伴有糜烂或溃疡,则可见浅龛影,局部胃壁多数柔软。

(2)Ⅱ型(表浅型)

①Ⅱa 型(表浅隆起型)多表现为花坛状,平盘状或表面平坦的息肉状隆起,采用压迫法能较好地显示病变形态。

②Ⅱb(平坦型)造影诊断比较困难。主要表现为胃小区粗大、紊乱及不规则。

③Ⅱc 型(表浅凹陷型)该型在早期胃癌中最多见。胃双重对比造影表现为斑片状密度增高影,浅淡的存钡区或周围白边、中间透亮的环形影;充盈压迫像可表现为较致密钡斑,呈圆形、椭圆形、条形或不规则形。

(3)Ⅲ型(凹陷型)

X 线表现有时类似进展期胃癌的溃疡型,有时也类似于良性溃疡。可根据以下四

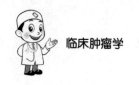

个方面进行分析：

①病变处胃壁边缘变形。

②黏膜皱襞尖端的改变。

③凹陷病灶的形态。

④黏膜形态异常。要观察到此征像，就要十分注意与周围正常黏膜进行对比，局限性胃小区结构不清、破坏，其中散在大小不等的钡斑是诊断早期胃癌的关键。

2. 中、晚期胃癌的 X 线钡餐造影检查

进展期胃癌又称中、晚期癌，其 X 线征像一般较典型，与大体病理分型关系密切，一般分为以下四种类型：

肿块型（Borrmann Ⅰ型）：以充盈缺损为主，边缘不规则；肿块表面可有小龛影，肿块多数向腔内突出，也可向腔外生长。

溃疡型（Borrmann Ⅱ型、Borrmann Ⅲ型）：X 线表现为大小不等的不规则龛影，主要位于胃腔内，病变区黏膜破坏，周围有不规则环堤，常伴有指压痕和裂隙征等。Borrmann Ⅲ 型较 Borrmann Ⅱ型的龛影大而深，且病变与正常胃界线常常不清楚。

浸润型（Borrmann Ⅳ型）：X 线表现可分为局限浸润型和弥漫浸润型。钡餐造影检查显示为局限性或弥漫性胃壁僵硬，胃腔缩窄变形，扩张受限，病变境界不清，胃黏膜似水洗样，弥漫浸润型可呈典型的皮革样胃。

混合型：X 线表现有上述两种以上类型同时存在，并难以说明是以哪一种征像为主。

3. 超声检查

超声可将正常胃壁显示为由内向外的五层高 - 低回声相间的带状结构，它们是高回声的黏膜浅层，低回声的黏膜肌板，高回声的黏膜下层，低回声的固有肌层和高回声的浆膜面。

早期胃癌表现为不规则低回声病变，使黏膜层或黏膜下层（前三层）增厚，中断或缺损。进展期胃癌主要表现为胃壁增厚或不规则肿块，呈低回声，低回声病变与正常胃壁分界清楚或不清楚，肿物如伴溃疡则于溃疡处可见气体声影或充填的液体回声，肿瘤向胃腔内突出或向腔外生长，胃壁蠕动减弱或消失。经腹超声可多方位扫查，对判断胃癌有无侵犯周围其他脏器如胰、肝和周围重要血管有很大帮助。同时高分辨力超声对腹腔、腹膜后肿大淋巴结和肝转移等检出、诊断的准确性较高。特别是术中超声对检出肝内微小转移灶的优势已被广泛接受和应用，明显提高了临床分期的准确性。

4. CT

早期胃癌 CT 扫描主要表现为胃壁局限性增厚,表面可不光滑,增强扫描可有强化。

进展期胃癌主要表现为胃壁局限性或弥漫性增厚,可见向腔内或腔外突出的肿块,也可伴有溃疡,增强扫描有不同程度强化。

肿瘤向周围直接侵犯。当肿瘤侵透浆膜层时表现为浆膜面不光整,周围脂肪间隙内有点、条状影;当病变与邻近脏器间脂肪层消失,提示有脏器受侵的可能;当强化的肿瘤明显伸入邻近脏器则为诊断受侵的可靠依据。反之,当病变与邻近脏器间脂肪间隙清晰存在则为脏器无侵犯的可靠表现。螺旋 CT 由于采用容积扫描技术,并能够实现对肿瘤的多时期扫描及其多项图像重建功能有利于提高肿瘤 T 分期的准确率。但无论怎样,螺旋 CT 对判断肿瘤的浸润深度仍存在高估或低估问题。在胃的邻近器官中,大网膜受累最常见,其次是胰腺、肝脏、结肠等。

局部和远处淋巴结转移。淋巴结转移是胃癌扩散的主要方式。CT 检出淋巴结除与 CT 机的性能和检查方法有关外,还有赖于淋巴结的大小和部位。CT 对腹膜后淋巴结显示可靠。螺旋 CT 增强扫描,大大提高了血管与淋巴结的对比,更有利于胃周淋巴结的检出,如胃左动脉旁淋巴结。

目前,CT 仍以淋巴结大小作为判断淋巴结有无转移的标准。多数学者以淋巴结直径≥8mm 为诊断转移标准。

5. 远处转移

肝脏是胃癌最常见的转移脏器。胃癌也可以种植的方式转移到网膜、肠系膜和盆腔,表现为网膜、系膜的增厚、腹水或盆腔结节、肿块。

胃癌的 MRI 表现与采用的扫描序列有关。一般来说,胃癌在 T1 加权像和 T2 加权像呈低或中等信号。与 CT 同样,影响 MRI 对病变检出的主要因素是病变大小、部位、肿瘤浸润程度和胃壁增强形式。在胃癌分期方面,MRI 在鉴别早期癌(pT1)与早期浸润癌(pT2)上仍有困难。在胃壁周围,由于化学位移伪影而形成一条低信号带,因此当这条低信号带不连续或肿瘤侵透该带则说明肿瘤已侵透浆。

六、肠癌

(一)小肠癌的影像学诊断

小肠癌的发病率远低于大肠癌,仅占消化道恶性肿瘤的 1%～3.6%。以十二指肠癌最多见,依次为空肠和回肠;十二指肠和空肠以腺癌最多见,类癌好发于回肠远

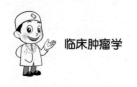

端。小肠癌起病隐匿,其早期癌很少被诊断。

1.十二指肠癌

低张十二指肠气钡双重对比造影,能很好观察十二指肠疾患,是目前被广泛采用的方法之一。十二指肠腺癌以降部多见,水平部及升部少见,球部更少见;降部又分为壶腹上部、壶腹部和壶腹下部,以壶腹区为多见。大体病理分为:息肉型、浸润溃疡型、缩窄型与弥漫型四型。

息肉型:X线表现为息肉样隆起性肿物,形态不规则呈分叶状,黏膜破坏消失。如果肿物较大可填塞十二指肠。也可同时伴有溃疡,肠壁僵硬、破坏。常见于壶腹上部,其次壶腹部。

浸润溃疡型:X线表现为黏膜破坏,较大不规则的腔内龛影,或部分腔内部分腔外,溃疡口部可有环堤、裂隙征和指压迹等恶性溃疡的征象,也可有不规则的隆起性改变。常见于壶腹部。

缩窄型:X线表现为肿瘤环周浸润肠管,肠管狭窄,黏膜破坏,近端肠腔扩张,可伴有溃疡及不规则隆起。常见于壶腹下部。

弥漫型:X线表现为肠管长段受侵,黏膜破坏,管壁僵硬,肠蠕动消失;常伴有溃疡及不规则隆起性病变。

2.空、回肠癌

小肠钡餐造影和小肠钡灌肠是目前可选择的两种钡剂造影方法。前者是最常用、最简便的方法,已作为常规检查方法。后者可使肠管充分扩张和有鲜明的对比,对病变的显示优于小肠钡餐造影,但操作复杂,医生受X线照射量较多。

腺癌:多见于空肠上段,大体类型也分为以上四型,以缩窄型多见,易造成肠梗阻。回肠腺癌较少见,好发于远端。

类癌:较为少见,但国外小肠类癌的发病率较高,87%见于回肠末段,其次多见于阑尾。胃肠道类癌是由分布于胃肠道黏膜层的内分泌细胞或它们的前体细胞所产生的肿瘤,可单发或多发,生长缓慢。好发于中老年。临床上可出现发作性脸部潮红、腹痛、腹泻、心跳加快、哮喘等类癌综合征。

X线大多表现为突入肠腔的结节状肿物,边界清楚,可有分叶,或伴发龛影,大多数直径1~2cm大小;大于2cm的病灶一般恶性程度高,可呈不规则的肠腔内肿块,或呈浸润性生长,造成局部肠管狭窄。

(二)大肠癌的影像学诊断

结、直肠癌是常见的恶性肿瘤,在经济发达国家结直肠癌往往是第1、2位常见的恶性肿瘤,在美国结、直肠癌占癌症死因的第二位。结、直肠癌的病因学尚未完全清楚,其发病因素多而复杂,是遗传和环境因素长期相互作用的结果。根据流行病学调查及动物试验研究结果,结、直肠癌的发生可能与高脂、高动物蛋白、低纤维素饮食以及遗传因素、多发性家族性息肉病、溃疡性结肠炎、血吸虫病等因素有关。

(三)影像检查方法及其选择

1. X线检查

(1)气钡双重对比造影法

结肠气钡双对比造影法安全、可靠、简便,能清晰显示结肠微小病变,大大提高了结肠病变检出率及诊断水平,它能够提供结、直肠病变的形态、类型、大小及部位,并能更好显示黏膜,是诊断结、直肠病变的首选方法。

(2)传统钡灌肠检查法

目前传统钡灌肠法已应用较少。但在遇到结肠梗阻,乙状结肠扭转及观察结肠的功能性改变时,传统钡灌肠法仍有一定的作用。

2. CT检查

CT的密度分辨力高,配合对比剂的应用,能清晰地显示结、直肠管壁的断面,正确判断管壁的厚度和病变的形态,同时也能清楚地显示管壁外的情况;因而CT检查能提供病变侵犯肠壁的情况,向壁外蔓延的范围,局部淋巴结有否肿大,以及有否远处转移等有价值的信息,并能发现其合并症,从而有助于作出结、直肠癌术前分期的诊断,为选择合适的治疗方案提供依据;CT扫描对手术后病例的随诊也有重要作用。

CT扫描方法:扫描前3小时分次口服1%～2%泛影葡胺水溶液1000ml左右,以充盈肠道。扫描范围最好包括肝脏,从膈顶至耻骨联合,扫描层厚10mm,连续扫描,有条件时应尽量行增强扫描。要观察直肠时,病人取俯卧位,经肛门向直肠注气约200～300ml,使直肠充气扩张。

传统CT扫描主要用于结、直肠癌的术前评价或术后随诊,但很难成为结、直肠肿瘤普查及首诊的检查工具。随着螺旋CT机的应用及方法学改进,CT技术在大肠病变的应用有了很大提高。利用工作站计算机软件功能对容积数据进行后处理,能得到二维及三维图像(多平面重建(MPR)、CT仿真内窥镜(CTVE)等);同时由于检查方法的改进,如清洁肠道、注射低张药物以及从口服或灌注阳性对比剂改变为结肠注气、注水等,使肠道充分扩张,从而使小病灶的检出也成为可能。在观察肠腔内和黏膜病变时,较传统CT扫描有很大提高,尤其对结肠隆起性病变能很好地显示其形态、大小。并以其无创性、检查时间短、易于被患者接受等优点,正日益受到广泛的关注。多层螺

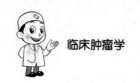

旋CT结肠成像提高了息肉检出的敏感性,已有研究显示低剂量多层螺旋CT结肠成像对于直径≥10mm的息肉有很好的敏感性和特异性,分别为93% ~100%和97% ,而患者接受的曝光量明显减少。与结肠镜和结肠双重对比造影检查相比,螺旋CT结肠成像更安全、简便、舒适,为大肠癌筛查提供了一种新思路、一个新方法。

3.MR扫描

MR扫描具有较好的软组织分辨力,并能同时行冠状、矢状和横断面扫描,对直、乙状结肠癌的检查及分期有较大帮助。MRI在显示肿瘤侵犯肌肉、神经、骨骼等方面优于CT。在发现肿大淋巴结方面,MRI与CT相同,但二者对于良性增生性肿大与转移等均难鉴别;对于<10mm的淋巴结,由于空间分辨力高,CT优于MRI。MRI无需注射造影剂亦容易区别淋巴结与血管。CT检查时间较MRI短,同时由于口服造影剂的应用,CT较MRI能更好地显示消化道管腔的外形。

4.超声扫描

可显示胃肠病变的范围、壁厚的程度、肿物的大小,同时还有可能协助临床发现恶性肿瘤向外浸润和转移。内窥镜胃肠超声可清楚显示肠壁各层,有助于癌瘤的分期。

(四)影像学表现

1.X线表现

(1)早期结肠癌

在双对比造影中,早期癌多显示为隆起性病变,仅有极少数为凹陷溃疡性病变。大小:多为1.0~2.0cm。形态:多不规则,轮廓较毛糙、不整或分叶状;病变基底部有切迹或凹陷。部位:绝大多数发生在直肠与乙状结肠。双对比造影对于早期癌的检出率较高,可发现0.5cm的小病变。

(2)进展期结、直肠癌

在我国大多数病人初次就诊时即为进展期病变。X线表现主要为病变区结肠袋影消失,有充盈缺损,肠腔狭窄,黏膜紊乱、破坏及溃疡形成,肠壁僵硬不能扩张。病变多数局限,与正常肠管分界清楚。

1)隆起型结、直肠癌:X线表现主要为充盈缺损。早期仅限于肠壁一侧,呈不规则类圆形和分叶状,表面不规则,若表面有溃疡,则可见龛影。病变处肠壁平直僵硬,局部肠袋消失。双对比相上可清楚显示突出于肠腔内的软组织肿块和病变处肠壁僵硬不能扩张。临床常见的隆起型病变多在2~3cm以上,大的可达7~8cm。黏膜相上常见黏膜纹破坏、变平或不规则粗大突起,有些可出现浅表溃疡。

2)溃疡型结肠癌:X线表现主要是不规则的充盈缺损及腔内龛影。龛影的形态具有胃肠道恶性龛影的一般征象：多为单个，位于腔内，大小不等，常见者在1.5cm以上，巨大者可达6~7cm；其形态多样，可为圆形、椭圆形或不规则扁平形；多沿肠管纵轴走向；龛影周围黏膜紊乱，不规则破坏，有时溃疡周围可见不规则的结节样隆起或环堤。

3）浸润型结肠癌：主要表现为肠管向心性或偏心性狭窄，肠壁明显增厚，形成肿块。由于癌瘤生长不平衡，可呈高低不平或偏于一侧的环行狭窄。狭窄长度多在4cm以下。双对比造影可见肠管局部扩张受限，病变部分与正常肠管截然分界，近端肠管可扩张。常可发生肠梗阻。

（3）进展期癌的其他X线表现

①回肠末段受侵：过去认为结肠癌很少侵犯回肠，盲肠和末段回肠受累为结核和炎性肉芽肿的特点，现已证明回盲部的结肠癌可直接沿黏膜、黏膜下层或肌层浸润破坏回盲瓣并累及回肠末段。此种回肠末段改变的范围较局限，多在靠近回盲瓣2~3cm处，出现肠腔狭窄及黏膜破坏，有时侵犯范围较广，形成一大肿块。

②肠套叠：多见于盲肠或升结肠的隆起型癌。病变区域肠壁僵硬，肠腔狭窄，由于其上方正常肠管的蠕动推进可发生肠套叠。肿块一般不大，位于套入的头部，在气钡双对比造影下常可见杯口状充盈缺损，局部可见几圈环形黏膜，称"弹簧征"。有时在气体衬托下，于套叠的远端可清晰显示肿瘤软组织块影。

③结肠癌并发穿孔：肿瘤溃疡过深可穿透肠壁，包括穿入胃、小肠、膀胱、阴道或穿向体外。X线检查对肠瘘病例很重要，常可得出明确的临床诊断，但对急性穿孔患者不能作过多的X线检查。

④结肠癌并发肠梗阻：钡灌肠造影可了解梗阻的确切部位，对手术治疗有指导意义。钡灌肠造影见造影剂不能通过病变区，病变近端肠管可扩张。

⑤结、直肠多发癌与合并息肉的癌：结、直肠多发癌并非罕见。同一次检查发现两个以上癌肿者，称同时性多发癌；而在术后一段时间又在结肠另一部位发生癌肿者，称异时性多发癌，其间隔时间可为数月或数年。癌肿数目可两个或更多。对结肠癌拟行手术的患者，应进行详细、全面的检查，避免遗漏近端肠管可能存在的多发癌。手术随诊复查时，也应注意大肠其余部分有无癌瘤发生。应注意结、直肠癌也常同时合并肠息肉，需仔细鉴别。

2.CT表现

（1）进展期结、直肠癌的CT征象

①原发肿瘤：a.肠壁增厚：在结、直肠腔适度扩张的情况下，正常肠壁厚度<3mm，

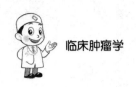

3~6mm 为临界值, >6mm 时提示异常。肠腔的充分扩张是评价肠壁增厚的关键, 癌肿主要表现为肠壁局限性或环周性增厚, 表面可不光整, 局部肠壁可因侵犯深度而有不同表现。增强扫描病变肠壁多表现为较明显的强化。b. 腔内肿块。癌肿可形成向腔内生长的肿块, 多呈偏心性; 肿块表面不规则, 可有溃疡形成; 肿块与周围肠壁分界清楚, 周围肠壁厚度正常。增强扫描肿块亦多表现为明显的强化, 肿块较大时, 强化常不均匀, 有时见小低密度区。c. 肠腔狭窄。癌肿侵犯肠壁全周时, 可见局部肠腔狭窄, 病变处与正常肠壁边界清楚。

②浆膜及邻近器官受侵: 与双对比造影相比, CT 扫描不仅能显示结、直肠原发肿瘤, 还能显示肿瘤向肠腔外侵犯情况。若肠壁外缘模糊、不规则, 或见条索影、结节影或周围脂肪间隙模糊, 则提示肿瘤侵出肠壁; 肿瘤与周围脏器脂肪间隙消失, 提示外侵至邻近器官; 肿块亦可直接长入或包绕邻近器官, 则肯定侵犯邻近器官。

③淋巴结转移: CT 图像能显示原发灶周围及其引流区域等处的淋巴结。以淋巴结短径≥8mm 作为 CT 判断转移淋巴结的指标。但 CT 不能显示淋巴结的内部结构, 仅以大小作为判断其转移的标准, 有一定的局限性。

④远处转移: CT 腹部扫描尚可显示腹内其他脏器是否有转移灶。结、直肠癌最常见为肝转移, 占 70%, 转移灶平扫为低密度, 增强扫描后病变于门静脉期与正常肝实质差别最明显, 常可见环形边缘增强, 中央不均匀的低密度。大肠癌肝转移可有钙化。

CT 扫描对肿瘤分期的价值: CT 扫描是结、直肠癌术前分期的重要依据, 与传统 CT 相比, 螺旋 CT 评价肿瘤浆膜外侵犯的敏感性较前提高; 但对 N 分期的评价仍有一定局限性。

3. MRI

MRI 主要用于直、乙状结肠癌的检出与分期。

在 T1 权重相上, 直、乙状结肠肿瘤为中等信号强度(近似或略高于肌肉), 可表现为息肉结节、环状增厚及菜花状肿块等。肠周脂肪组织受侵亦在 T1 权重相上显示较好, 表现为斑点状、结节状、条索状中等信号影, 浆膜面出现不整齐、较锐利的锯齿状、毛刺状改变, 甚至团块状软组织影。

在 T2 权重相上, 肿瘤的信号强度略高于肌肉; 由于肠周脂肪和肿瘤均为长 T2, 表现为高信号, 二者的对比较低, 因此在评判有否肠壁外受侵时, T2 权重相不如 T1 加权相好。但是如果子宫或盆壁受侵, 则 T2 权重相显示较好。

肿大淋巴结为圆形、卵圆形, 在 T1 权重相上为低信号, 与周围脂肪对比明显, 显示较佳。与 CT 一样, MRI 亦仅能从淋巴结大小上判别其是否异常, 但不能鉴别肿大淋巴结是肿瘤转移或是炎性增生所致。

4. 超声

经腹B超仅能发现较大的结肠肿瘤。声象图特征是内含强回声核心的低回声肿块,低回声区代表肿物所在,强回声核心代表肠腔。当环形生长的肿瘤,其切面与肠道长轴垂直时,声象图上显示为强回声核心的低回声区,称为"靶环征";切面偏斜时,肿块与核心变为长圆形,酷似肾的声象图,称为"假肾征"。超声扫描可观察肿瘤是否直接浸润邻近组织和器官,有无肝转移、淋巴结转移等。肿大淋巴结呈低回声,可单发,也可多发,并可融合成大分叶状。

经直肠腔内超声能较好显示肿瘤的形状、大小、边缘和肿瘤的回声结构,最主要的是其能显示直肠壁的各层结构,从而能显示黏膜下浸润,并能观察浸润深度。声象图表现为低回声肿物,并能显示与肠壁哪层结构相连。这对于鉴别癌、淋巴瘤及平滑肌肉瘤很有帮助。

(五)鉴别诊断

1. 肠结核

回盲部是肠结核的好发部位,需与回盲部癌瘤鉴别。回盲部癌X线表现为充盈缺损和黏膜皱襞破坏,病变多数局限,分界清楚。结核则表现为黏膜溃疡,常同时累及盲肠和回肠,有明显的激惹、痉挛;增殖型结核黏膜下层的肉芽组织和纤维组织增生可使肠壁增厚、肠腔狭窄、盲肠短缩上提,病变区与正常肠管分界不清,逐渐移行,不似癌瘤那样分界截然。

2. Crohn's病

80%同时有小肠病变,且常有多个病灶同时存在,呈跳跃性分布;发生在大肠时常累及回盲部,可引起肠管的局限性狭窄,病变境界清晰,如不注意鉴别,易误为结肠癌,尤其当回肠末段未受累时。鉴别时应仔细分析狭窄部的X线表现。Crohn's病病变处常见到卵石样黏膜或有特征性的裂隙样溃疡,肠管僵硬不如结肠癌明显,病变段肠袋不对称,若有假憩室或囊袋状改变均可帮助与结肠癌鉴别。

3. 阑尾病变

阑尾的脓肿、黏液囊肿、炎症和癌均可使邻近的盲肠壁呈充盈缺损样改变或有不同程度的压迫、移位,需与盲肠癌鉴别。

4. 恶性淋巴瘤

原发的结肠恶性淋巴瘤罕见,可发生于任何年龄。最常见于盲肠,次为直肠、横结肠及乙状结肠。X线表现与癌难于鉴别。

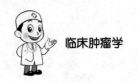

5.结肠外肿瘤压迫及直接侵犯结、直肠

结肠外肿瘤压迫侵犯结、直肠时可使肠管形成局限性狭窄,与浸润型癌相似,但此处狭窄常呈偏心性,以一侧肠管为主,边缘较光滑,黏膜侵犯常局限于一侧,肠管有受压改变,狭窄形态、管径可有一定变化。最常受累的结肠段为直肠和乙状结肠,多为盆腔肿瘤压迫侵犯。

6.结肠转移性肿瘤

结肠转移瘤少见,原发肿瘤多为胃癌、乳腺癌、胰腺癌、盆腔生殖器肿瘤等。种植性转移瘤多位于直肠陷窝内,也可随腹膜种植于其他部位结肠,表现为结肠外压性改变、长段狭窄及充盈缺损。血行转移者表现为多发性充盈缺损,限于黏膜下时表现为黏膜光整,有时可出现小溃疡,晚期可形成大肿块。

7.结肠良性肿物

除息肉和腺瘤外,结肠其他良性肿瘤较少见。

(1)结肠腺瘤和息肉

腺瘤和息肉是最常见的结肠良性肿瘤及瘤样病变。X线表现为边缘光滑锐利的圆形或椭圆形充盈缺损,突入肠腔内。若有蒂,则可上下移动,结肠轮廓可无改变。

腺瘤性息肉中约10%是绒毛状腺瘤,一般都是宽基底,表面如乳头状,轮廓不规则。好发部位为直肠和盲肠。绒毛状腺瘤极易恶变,发生率高达30%～60%。X线表现为病变外形不规则,呈桑葚状或地毯状,黏膜显示呈网格状。恶变时见肿瘤表面呈大小不等的结节状,分叶明显,切线位见肿瘤基底肠壁向内凹陷。

(2)脂肪瘤

常见于中年以上或老年,多发生于盲肠。大多是单发,偶可多发。肿瘤常呈分叶状圆形或椭圆形,直径通常为1～10cm,黄色,质软,偶尔黏膜面发生溃疡而引起便血,或因肿瘤诱发肠套叠而引起腹痛、产生腹块等。双对比造影显示肿瘤为一外形光滑、锐利的圆形或半圆形阴影,因肿瘤质地柔软,其外形可随肠蠕动或加压而改变。

(3)平滑肌类肿瘤

结直肠平滑肌类肿瘤较少见。其X线表现与胃肠道其他部位相似。

8.子宫内膜异位症

子宫内膜异位种植并不少见,最常见的肠道受侵部位是直肠乙状结肠交界处及直肠子宫陷窝。患者多为20～45岁女性,临床主诉可有随月经周期发作的下腹部或盆区疼痛、直肠便血、腹胀、腹泻、里急后重等。X线表现为局部黏膜不规则,与正常肠管移行带不清;CT图像可见肠壁浆膜面结节或肿块,增强扫描有明显强化,与子宫肌肉密度相近。单凭X线征象往往难于作出正确诊断,必须结合临床病史资料。

（六）术后随诊

结、直肠癌术后易复发,且多发生在术后2～3年内,故术后定期复查对诊断早期肿瘤复发有重要意义。

1.气钡双重对比造影

双对比造影可以很好地显示吻合口,同时也能全面观察残余结肠,对行结肠吻合术的病例是首选的随诊方法。结肠癌吻合术后早期,有些病人吻合口因肉芽组织增生,在双对比造影上可见充盈缺损样改变,随诊过程中可见其逐渐变小或消失。因此术后3～4个月行双对比造影留作基线片是很重要的。

在双对比造影片上,吻合口复发的表现为吻合口狭窄及充盈缺损,狭窄常为偏心性或不规则性;吻合口附近的肠壁不规则狭窄、僵硬,肠壁边缘不光整。与吻合口良性狭窄的鉴别点有:良性狭窄无充盈缺损;呈对称性,边缘光滑;狭窄段邻近肠管轮廓光整。

2.CT和MRI扫描

向腔外生长或沿黏膜下生长的肿块,双对比造影不能显示,纤维结肠镜也可能漏诊,断面体层扫描(CT或MRI)是发现腔外肿块及显示病变范围的最好方法;直、乙状结肠癌行造瘘术的病人,断面体层扫描是主要的随诊方法;断面体层扫描不仅能发现局部复发,还能检出区域淋巴结及远处脏器转移。

多数学者主张,术后3～4个月应行CT或MRI检查,留作基线片,这是因为此时术后的出血和水肿已基本消退;以后可每半年复查一次至2～3年,以后每年复查一次至5年。

吻合口复发的CT和MRI表现与原发结肠肿瘤相似,表现为肠壁增厚及腔内肿块,常常呈偏心性。

CT和MRI还可显示复发肿瘤向外侵犯情况。

直、乙状结肠癌术后易盆腔复发。局部复发的主要CT表现为骶前不规则肿物,为球形或不规则形;肿物偏心生长是诊断复发的有利依据;肿物可向外延伸至盆壁或引起邻近骨质破坏,也可侵犯邻近器官。术后早期手术床可充满软组织影,可能是肉芽组织增生、血肿、水肿或纤维化,这些手术后形成的良性肿物在随诊过程中可见逐渐缩小。术后纤维变有时与肿瘤复发不易鉴别,术后纤维变多位于中心,前缘平直或凹陷,呈片状软组织影;随诊过程中一旦出现肿物增大或外缘膨隆或发现局部淋巴结肿大,均提示肿瘤复发。MRI对术后纤维瘢痕与复发鉴别有重要帮助。术后纤维瘢痕的

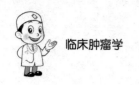

特点:T1 及 T2 权重相均为低信号,长时间内无改变,以术后 6 月到 2 年多见。肿瘤复发 MR 的典型表现为:骶前区软组织肿物,T1 权重相为低信号,T2 相为高信号;肿块不对称,常侵入临近器官。但 T2 高信号的软组织可为肿瘤坏死、存活的肿瘤、炎性肉芽肿或水肿,为非特异性表现。对于不易鉴别的病例,可行增强扫描,复发肿瘤呈不均匀强化,纤维瘢痕不强化。

七、肝癌

(一)肝癌的分期

T:原发性肿瘤,N:淋巴结,M:转移。

T1:肝脏单发肿瘤,肿瘤最大直径在 2cm 或以下,无血管受侵。

T2:T1 中 3 项条件之一不符合者。

T3:T1 中 3 项条件有 2 项不符合者。

T2、T3 二者中包括多发肿瘤但局限于一叶者。

T4:多发肿瘤分布超过一叶或肿瘤累及门静脉或肝静脉的主要分支。

N:局部淋巴结;N0:无局部淋巴结转移;N1:局部淋巴结转移。

M:远处转移;M0:无远处转移;M1:远处转移。

(二)肝癌的影像学检查方法及其选择

肝癌的影像学检查方法有超声、CT、MRI、血管造影、核素扫描、PET 等。超声检查是临床上应用最广泛最经济的检查方法。其检查对人体无损伤,一般不需要用造影剂或做特殊的检查前准备,对鉴别囊实性病变及肝内、外病变的敏感性高。超声检查可以作多方位、多层面的扫描,易于发现病变。且可通过肝内血管、胆囊、韧带的部位而对病变的定位作出判断,部分肝癌的定性诊断也可通过肿瘤的回声特点而作出判断。超声检查的最大局限性是诊断的准确性取决于操作医生的技术及经验。

全身 CT 扫描应用于临床以来肝脏是最常用的检查器官之一。随着检查仪器、造影剂的改进而不断完善,诊断准确性不断提高。CT 平扫可以显示密度较高的转移瘤,如类癌、肾癌、乳腺癌等的肝转移。增强扫描的目的主要是形成肝实质与病灶之间的密度差,以利诊断。由于正常肝实质大部分由门静脉供血,肝肿瘤主要由肝动脉供血,二者之间有一定的时间差,也就形成了密度差。CT 平扫加动态增强扫描可以了解肝脏肿瘤的位置,肿瘤的特点及对肝脏肿瘤进行定性诊断。

MRI 是继 CT 后影像诊断领域的又一重大进展,MRI 的特点是组织对比分辨率高,能多方位成像,可通过其丰富的技术参数对肝脏肿瘤的诊断与鉴别诊断提供非常准确和很有价值的影像资料。增强扫描则可进一步提高诊断的准确性。多方位成像可对肝脏肿瘤的定位提供准确的信息,为临床治疗提供有力的依据。

(三)肝癌的影像表现

1.超声

肝癌在超声检查时,多为低回声,且相对较均匀,约占80%;肿瘤周边可见低回声的晕环(50~70%),晕环的厚度约为肿瘤的1/10,如果肿瘤内部有脂肪变性、肝窦扩张、出血、坏死、间质纤维变等,其内部回声可不均匀。

2.CT

大部分肝癌表现为单发或多发的肿块或结节。平扫时密度低于邻近肝组织,约12%的肝癌与正常肝实质的密度相等。增强扫描动脉期见肿瘤呈高密度,但由于其内的动、静脉分流,血流增速,高密度持续约20~30秒后很快即表现为密度不均,低于周围肝实质。肿瘤的纤维包膜在早期呈低密度,但在15分钟以后可呈高密度。表现为边缘不锐利但厚薄较均匀的细环影,这是包膜中纤维组织血供少,但细胞外间隙大,造影剂廓清较慢的缘故。

3.MRI

肝癌的细胞学特征与其MR成像的表现有一定的关系。一般而言在T1WI由于瘤组织的T1弛豫时间较正常肝组织长,肝癌主要表现为低信号。这对于巨块型和结节型肝癌MRI能很好的显示肿瘤的部位、大小和范围,而对于弥漫型肝癌由于肿瘤与周围肝实质分界不清,MRI常不能显示出病变的范围。另外有20.8%的病灶表现为与肝实质相同的中等信号,甚至是中高信号。可能与肿瘤内铜含量较高及瘤内脂肪变性和出血变化有关。早期肝癌在T1WI常可表现为中高信号强度,相反在T2WI则与肝脏信号相似,其原因可能是瘤内有脂肪或脂肪变性。通过化学位移成像技术的同相位(In phase)和反相位(out phase)成像有助于鉴别。在T2WI由于瘤组织的T2弛豫时间延长,呈长T2的表现。93.7%的病灶表现为不均匀中高信号强度,当然,在有肝硬化背景的情况下,由不典型增生结节发展而来的早期或小肝癌,由于其瘤内含有铁质物质也可在T2WI上表现低信号应引起我们的注意。

4.肿瘤包膜

是肝癌尤其是小肝癌的重要征象。称为所谓的"环征"。在T1W加权像表现为肿瘤周边环形低信号影,而在T2W加权像则表现为内层是低信号(纤维组织),外层为高信号强度(小血管和胆管结构)。发现>3cm与<3cm的肝癌比较前者显示包膜明显少于后者。

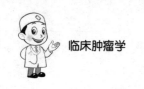

增强扫描对肝癌的诊断与鉴别诊断极为关键。肝癌 MR 动态增强扫描上的典型表现与 CT 相似,呈"快进快出"征象。

八、胆道、胰腺疾病

(一)胆道

引起黄疸的病因很多,黄疸病人多数需要影像学检查方能确诊。目前,胆道系统检查方法有 CT、MR 及超声等,每种检查方法都有各自的优缺点。首选应是直接提示,价格经济,简单,无损伤的检查方法为宜。

梗阻性黄疸临床上常见为高位胆道梗阻和低位胆道梗阻。由于梗阻的部位不同而出现不同的影像学表现,如高位梗阻的胆管癌影像学上会显示肝内胆管扩张,胆囊与胆总管正常;低位胆管梗阻如胰头癌、壶腹周围癌、胆总管结石等影像学上会显示胆囊增大,胆总管扩张,胰管扩张等,胆囊颈部或胆囊管的病变会引起胆囊增大。

胆囊肿瘤早期多无明显临床症状,在胆囊癌的病人中常见有:右上腹不适或疼痛,多数有胆结石。彩超显示胆囊壁全部或局限性增厚。胆囊腔内有实性结节,并有动脉血流。CT 显示胆囊壁增厚。

(二)胰腺癌影像诊断

1.影像学检查方法

胰腺癌的影像学检查方法很多,对各种影像诊断技术应用价值的了解是提高胰腺癌早期诊断和预后的前提。

(1)超声

是胰腺癌诊断的首选方法,尤其是经腹超声。可早期显示胰腺内肿物及其伴发的胰、胆管扩张,胆囊扩大。内窥镜超声(EUS)可利用胰腺和胃肠道的解剖关系,近距离观察胰腺,清晰显示胰腺内微小肿物,并清晰显示肿瘤与周围组织的关系。

(2)CT 扫描

迄今为止,CT 仍然是胰腺疾病最重要、最可靠和最佳的检查方法。当超声疑为胰腺疾病时,应行动态增强 CT 扫描。文献报告,超声结合 CT 扫描通常可以明确诊断 95% 的胰腺癌,一般不需再行其他影像学检查。

(3)磁共振成像(MRI)及磁共振胰胆管造影(MRCP)

近年来,随着 MR 扫描技术的改进,大大改善了 MR 的图像质量,提高了 MRI 诊断的准确性。在显示肿瘤、判断血管受侵、准确的临床分期等方面均成为最有希望的检查方法之一。

（4）内窥镜逆行性胰胆管造影（ERCP）

理论上说，ERCP应是最为有效、最早发现胰胆管病变的检查方法。但由于ERCP为创伤性检查，因此只在超声和CT不能确诊，临床可疑胰腺癌时行ERCP检查。利用ERCP获得细胞学的诊断，同时可行内镜下治疗。

（5）经皮经肝顺行性胆道造影（PTC）

随着超声、CT等检查技术的发展，诊断性PTC已失去其临床应用价值。对梗阻性黄疸的病人术前行PTC，有助于术后肝功能的恢复，降低术后并发症和死亡率。

（6）血管造影

血管造影为创伤性检查，因此，在目前胰腺癌检查方法众多的情况下，血管造影不作为常规的诊断方法应用。

（7）上消化道造影

在横断面解剖影像学检查方法问世之前，上消化道造影是胰腺疾病唯一的影像学检查方法。上消化道造影显示的均为胰腺癌晚期的间接征象，无特异性。因此，目前，上消化道造影已不作为胰腺癌常规检查方法应用。

2.影像学表现

胰腺外形变化：大多数病人可见胰腺外形的增大或/和局部膨隆。

胰腺内肿块：胰腺癌时大多数病人可见胰腺内肿块。

伴发胰、胆管扩张：胰腺癌在发病的全过程中，约60%～90%的病例可伴发梗阻性黄疸。此时影像学检查的目的为确定是否为梗阻性黄疸，以及梗阻水平和梗阻原因的判断。胰头癌引起低位梗阻性黄疸，表现为肝内外胆管扩张，胆囊扩大，扩张的胆总管在胰头水平突然中断、消失，此时若同时见到胰头内肿物，胰头癌的可能性最大。而壶腹癌引起的低位梗阻性黄疸，扩张的胆总管在胰头水平仍可见到，胰头内不见肿物。总胆管结石引起的低位梗阻性黄疸常于扩张的胆总管内见到高密度的结石影。肝癌、胆囊癌常伴发高位梗阻性黄疸，胆囊不扩大，并于肝内、胆囊内见到相应的肿瘤病变。

周围脏器受侵、淋巴结和远处转移：血管及邻近脏器受侵是胰腺癌常见的间接征象。同时还可见到淋巴结转移和肝转移等。

九、恶性淋巴瘤

（一）影像学检查方法及其选择

1.头颈部

B超。适于颈部淋巴结及甲状腺受侵，亦可用于引导活检。

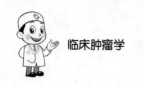
CT。鼻咽、口咽、喉、甲状腺、鼻腔、副鼻窦、淋巴结受累时的首选检查方法。

MRI。中枢神经系统、椎管内受侵等的首选检查方法。

2. 胸部

胸片：是最基本的检查方法，侧位胸片可检出正位片不易显示的部位。

CT 扫描：可显示常规胸片未检出的肺、胸膜、胸壁、乳腺及心包的病变，有助于放疗设野；CT 扫描的对比度好，观察纵隔内病变优于常规 X 线检查；以下情况应做 CT 扫描：HD 患者的原发病变邻近胸部；淋巴瘤患者胸片已检出纵隔增宽或 NHL 患者经济情况许可不论胸平片是否异常；观察疗效等。

MRI：可检出纵隔淋巴结，准确性与 CT 相似，鉴别肺门血管抑或淋巴结的准确性略优于 CT。

超声：可鉴别胸膜病变抑或胸腔积液，可检出心包积液，可查出前纵隔及浅表淋巴结，B 超引导下穿刺活检简单易行。

3. 腹盆部

CT 扫描：是淋巴瘤分期的首选检查方法，扫描时须口服造影剂充盈胃肠道。CT 扫描只能根据淋巴结大小来判断"正常"或"病变"淋巴结。

超声：经济、简便、普及，对肝门、脾门、胰周淋巴结有时优于 CT 扫描。动态观察能协助 CT 区分未充盈肠管与肠系膜淋巴结，B 超对子宫、阴道、卵巢病变的检出亦有帮助。

胃肠造影：韦氏环受侵的患者多在病程中发生胃肠道病变，目前只对有症状的患者作胃肠钡餐检查。CT 及 B 超有助于观察消化道管壁的病变。

PET 或 PET－CT：目前已较公认为适于淋巴瘤治疗前分期及治疗后监测疗效。

4. 骨胳、肌肉系统

平片。疑有骨受累时。

B 超。适于检查软组织受侵，可用于引导活检。

CT。能更好地显示软组织病变及骨髓腔内外病变。

MRI。疑有骨、肌肉受累时首选检查方法。

ECT。敏感性高，特异性差。

PET 或 PET－CT 准确性较高。

(二)影像学表现

1. 头颈部

淋巴结受累。最为常见，单组或多组、单侧或双侧，与其他原因所致的淋巴结肿大较难鉴别。

扁桃体受累。常表现为单侧或双侧扁桃体肿大,与其他原因所致的扁桃体肿大难鉴别。

鼻咽、口咽或下咽受累,常表现为咽壁较弥漫性增厚。

鼻腔受累,易累及鼻翼软组织。

副鼻窦受累,沿窦壁软组织增厚,骨破坏较少见

甲状腺受累,多表现为甲状腺弥漫性增大。

中枢神经系统受累可累及脑实质,多分布于胼胝体周围,呈较均匀强化,脑水肿不明显。亦可累及硬脑脊膜、软脑脊膜及室管膜,多表现为受累部位较弥漫脑膜增厚及强化。

2.胸部

淋巴结受侵:在胸片上,可见上纵隔增宽,边缘呈光滑弧形或波浪状,单侧或双侧;上腔静脉区密度增高,奇静脉影消失或"奇静脉影">10mm时,应警惕纵隔淋巴结肿大;主支气管抬高及气管分叉下密度增高,提示隆突下区淋巴结肿大之可能;侧位片显示胸骨后区主动脉前方密度增高,提示前纵隔淋巴结肿大之可能;内乳链淋巴结肿大表现为胸骨后凸面向后的结节影。在CT扫描上,除了注意观察纵隔、肺门淋巴结外,还要注意锁骨上区、腋窝、内乳链、心包横膈区是否有异常肿大淋巴结。受累淋巴结形态可不规则,融合或散在多结节状,可有坏死或囊性变,通常NHL淋巴结呈跳跃式分布,并易累及后纵隔、心包横膈组、内乳链等特殊部位;HD淋巴结多呈连续性分布,多见于前、中纵隔。

肺受侵:HD的肺部X线表现可以分为肺炎型、胸膜下型、支气管血管型,后者又可分为间质型和支气管内型,可表现为肺炎样病灶、小片浸润灶、结节或肿块,可有空洞。NHL的肺部病变多为血型播散性病灶,亦可与HD相似,较少出现大片实变或空洞。

肺黏膜相关淋巴瘤:指原发于支气管肺淋巴组织的肺淋巴瘤,多呈肺泡实变样病灶,单发或多发,大多有支气管通气征,进展缓慢,较少伴有肺门或纵隔淋巴结,可有胸水。

胸膜或胸壁病变:胸膜病变主要表现为胸腔积液,胸膜多呈弥漫性片状增厚。胸壁受侵常表现为较弥漫胸壁软组织较规则增厚,密度较均匀一致,强化不明显,少见骨质破坏,MRI往往能更好地显示病变范围。

乳腺:受累多见于NHL,呈多结节状,边界清楚,乳腺片与多发囊肿、腺瘤、转移瘤

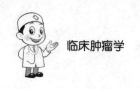

不能区分,B超有助于鉴别囊实性,并可引导穿刺活检。

鉴别诊断:应注意与小细胞肺癌、淋巴结结核、结节病、胸内转移性肿瘤等鉴别。

3.腹盆部

(1)淋巴结

以淋巴结是否大于15mm作为判断有无病变的依据,有一定的假阴性和假阳性。CT增强扫描时显示肿大的淋巴结密度低于邻近的大血管,晚期融合病变大小形态不一,可有中央坏死。有效治疗后,肿大淋巴结缩小或消失,偶可出现钙化。当淋巴结大小形态稳定不变时,残留存活肿瘤与治疗后纤维化CT难以区分,MRI、PET可有助于鉴别,并应注意随诊。

(2)胃肠道受侵

主要特点是受累胃肠道管壁较弥漫及明显增厚,但仍保持一定的柔软性,较少出现梗阻;病变破坏肠壁神经可出现管腔瘤样扩张;有时可伴有溃疡穿孔及窦道形成;常伴有病变周围、肠系膜、腹膜后较广泛淋巴结肿大;但原发于胃肠道的淋巴瘤可不伴有淋巴结病变,主要与原发于胃肠道的其他恶性肿瘤(如癌或间质瘤)及慢性炎性病变(如局限性肠炎或结核)等进行鉴别。

(3)脾受侵

超声表现为筛孔样改变;单发结节或肿物;多发病变;全脾受侵,回声不均,以中低回声为主。CT、MRI只能显示单发或多发结节或肿物,但不能检出小于5mm的病变,超声能检出脾内较小病变,显示脾门淋巴结的能力较CT、MRI为优。当CT扫描发现脾肿大时应进一步仔细作超声扫描。原发脾淋巴瘤需要和脾的血管外皮细胞瘤或血管内皮细胞瘤鉴别。脾继发淋巴瘤主要与脾转移瘤相鉴别。

(4)肝受侵

几乎均发生在脾淋巴瘤之后,分为弥漫型和结节型。

(5)肾受侵

影像学检查可阴性,可表现为双肾弥漫性增大,或多结节肿块,亦可为单发大肿块,淋巴瘤累及肾被膜时表现为肾周封套样弥漫性软组织增厚,极富特征。

(6)其他

胰腺、肾上腺、胆囊、膀胱、阴道、子宫、卵巢、腹膜、腹壁软组织、皮肤等均可受累。

4.骨肌肉系统

原发骨淋巴瘤多累及四肢单骨,以溶骨性改变为主,伴较明显软组织肿块。继发骨受累多见于躯干骨,可呈成骨性或溶骨性改变,前者多见于HD。淋巴瘤累及肌肉时常表现为较弥漫均匀低血供软组织增厚。

十、泌尿生殖系统肿瘤

泌尿系统肿瘤的发病率在全身肿瘤中不常见,仅占4.6%。其中最常见的是膀胱癌,其次肾癌,输尿管癌很少见。泌尿系肿瘤常常多发,膀胱癌多灶生长、膀胱癌肾癌同时生长等。泌尿系肿瘤最常见的临床症状是血尿,血尿常是首诊症状。

（一）肾脏肿瘤

肾脏髓质、皮质及被膜均可发生各种组织肿瘤。肾皮质肿瘤占80%,其中恶性占85%,最常见的是肾癌及肾血管平滑肌脂肪瘤。肾髓质肿瘤占20%,发生几乎全部是肾盂癌。肾脏髓质及皮质的间叶组织和被膜也可发生肿瘤,仅占全部肾肿瘤1.1%,如血管瘤、脂肪瘤、神经源肿瘤及其各种组织的肉瘤。也就是说临床上最常见的是肾癌、血管平滑肌脂肪瘤和肾盂癌。

1.肾脏的影像学检查

常用的方法有超声、CT、MRI及静脉肾盂造影。

（1）静脉肾盂造影（IVU）的应用价值

1）KUB平片:操作简单,易行,价格便宜。可排除有无泌尿系阳性结石及钙化。肾脏结石多为阳性结石,占90%。肾区钙化常见于结核及肿瘤。肾癌钙化占14～18%,多呈斑片、斑点状小的钙化,偶尔见大的不规则斑块状钙化。

2）造影时,对比剂通过肾脏分泌进入尿路,可观察肾实质显影情况、有无占位病变,粗略地判断肾脏功能。肾功能不好时,对比剂分泌缓慢,肾实质显影不佳、缓慢或不显影。

3）对比剂进入尿路后,显示全尿路充盈情况,有无充盈缺损及狭窄,管壁是否光整及柔软,有无移位。造影观察肾脏形态,位置,效果较平片好。尤其尿路造影在显示尿路小病灶及多发病灶方面优于其他方法。IVU在检出小肿瘤、显示病变形态、组织特点、外侵范围、与周围关系及肿瘤分期方面受到限制。对≤2cm的病变检出率仅21%,2～3cm的检出率约52%,对肾癌诊断符合率仅30%～60%。另外碘过敏及肾功能衰竭患者禁做,尚需用其他方法检查。

（2）CT检查的应用价值

CT扫描的密度及空间分辨率高,是肾脏肿瘤最主要的检查方法,尤其在肾脏小肿瘤的检出、诊断、鉴别诊断起重要的作用。CT对肾脏肿块的检出率近达100%,肿瘤诊断准确率达95%。CT扫描虽具有较多优点,但并不完美,主要表现在:

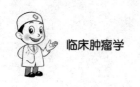

1)虽然薄层扫描改善了密度及空间分辨率,但对于肿瘤组织成分缺少对比时仍有较大局限性。

2)对于诊断淋巴结是否转移的定性只能根据大小确定,亦有较大局限性。

螺旋 CT 扫描较常规 CT 扫描有了很大改进。采用薄层扫描可清晰显示肿瘤内密度,显示肿瘤组织成分,有利于肿瘤的正确诊断。快速薄层扫描加二维、三维重建,可清楚地显示肿瘤部位,与周围器官、组织结构的关系,有利于肿瘤的定位诊断,协助外科制定术前治疗计划。另外肾血管造影可观察肾血管是否狭窄、扩张及其分布,有利于诊断肾动脉狭窄,显示肿瘤的血供及分布,以利治疗计划的制定。

(3)超声检查的应用价值

B 超检查最为方便、快速、经济。检查时以多轴位或多体位观察,能清晰显示病变及与周围器官关系,在肿瘤定位及鉴别囊实性方面有较高准确性。B 超检查的普及对早期小的无症状肾肿瘤检出起了重要作用,对肾肿瘤的显示率为 79% ~90% ,诊断准确率 86% 。彩超有利于提供肿瘤的血供情况,提高肿瘤定位及定性诊断。由于超声显示视野小,不能观察大病变全貌,多重反射可造成假阳性,及操作者的细心熟练程度等均可影响病变诊断的准确性。

(4)MRI 检查的应用价值

MRI 可直接多轴位成像,显示病变部位及与周围器官关系比其他方法好。不用对比剂可区别血管及淋巴结。在一定程度上可反映病变组织学特点,对泌尿系肿瘤定位、定性、诊断与分期起重要作用。MRI 在肾脏肿瘤检查中显示率为 92% ~95% ,诊断准确率为 80% ~90% 。其缺点由于空间分辨率较 CT 低,对肾脏小肿瘤检出及显示不如 CT,但随着 MRI 机场强增加机器性能的提高,病变的显示率也相应的有所提高。

2. 肾癌的影象表现

肾脏形态:正常或变形。肿瘤小,位于肾实质内肾脏形态可表现正常。肿瘤位于肾边缘区或肿瘤大时可引起肾脏变形,表现为肾脏不规则增大或局部膨隆。

肾盂、肾盏改变:肿瘤可压迫肾盂肾盏移位、拉长、变窄或扩张。肿瘤可破坏肾盂肾盏,表现为肾盂肾盏边缘不光整、毛糙及消失。

肾肿瘤:肿瘤绝大部分肿瘤呈圆形、椭圆形或不规则的结节或肿块,可有分叶,位于肾实质内呈局限外凸性生长;呈等密度/回声/信号、高或低密度/回声/信号,边缘不清楚;肿块较小时密度均匀,肿块大时常出现出血、坏死,造成密度/回声/信号不均匀。肾癌绝大多数是高血供肿瘤,增强后在动脉早期肿瘤周围及边缘可见迂曲的肿瘤血管呈结节、弧状或条状;在实质期大部分肿瘤有中－高度强化,密度/信号不均匀增高。

少部分肿瘤增强不明显或不增强。由于肿瘤血管常形成动静脉瘘,在增强早期肿瘤内对比剂已较早排出,因此增强后肾实质期时肿瘤密度均低于肾实质呈低密度/信号肿块。增强后显示肿瘤密度/信号较增强前更加不均匀,坏死区增多及明显;显示肿瘤边界较增强前清楚,大部分清楚,但不锐利,少部分肿瘤边界模糊。约有2%~3%的肿瘤呈浸润状生长致肾脏体积增大,或沿着肾周浸润生长,肿瘤边界显示不清。增强后,肿瘤呈不规则片状,弥漫浸润分布,密度/信号低及不均匀,或包绕肾脏。约有5%~7%的肿瘤呈囊状或囊实性,称为囊性肾癌,肿瘤增强前呈低密度,密度不均匀,低密度区明显。增强后肿瘤实性部分有中–高度强化,表现为不规则片状、结节或块状,如果有分隔,隔壁厚薄不均,囊壁厚且不规则。肿瘤与肾实质分界模糊。8%~18%肿瘤可有钙化,钙化形态为不规则点状、小曲线、条状、斑片状或不规则大块状,散在分布在瘤体内或边缘部。

肾静脉及下腔静脉:14%的肾癌出现肾静脉或下腔静脉瘤栓。表现血管增粗,增强后血管内可见低密度软组织影,沿血管走行分布。瘤栓长者可达心房。

区域淋巴结肿大:肾癌的淋巴结转移首先达肾周、肾门及腹膜后主动脉和下腔静脉周围,出现软组织孤立结节或融合成团。

（二）膀胱肿瘤

膀胱肿瘤的95%是上皮发生的癌,发病年龄多为老年人;5%来源膀胱间叶组织,横纹肌肉瘤最多见,发病年龄多为青年、儿童。

1. 膀胱肿瘤影像学检查方法

膀胱肿瘤的检查方法有传统X线(IVP,膀胱逆行造影),超声、CT、核磁共振成像、血管造影及淋巴造影等。

传统X线为常用检查方法,尤其IVP为必不可少的方法。传统X线可检出及诊断膀胱肿瘤,但容易遗漏小病变,检出率低,对≤5mm的肿瘤敏感度为23%,定性不准确。IVP最重要的是能够显示全尿路,检出尿路小病灶及同时检出多发肿瘤,是其他方法不可比拟的。

超声:最常用的方法。可检出、诊断膀胱肿瘤,并能进行肿瘤分期,尤其是腔内超声对肿瘤诊断准确率达92%~95%,对早期肿瘤分期更准确。

CT:能够检出、诊断膀胱肿瘤,进行肿瘤分期。横断面扫描对膀胱顶部、底壁肿瘤易丢失遗漏,螺旋CT多平面重组图像可减少遗漏。CT对<T3的肿瘤分期、鉴别纤维化与复发有困难。CT对中晚期肿瘤诊断及分期较准确,CT分期准确率为33%~96%。CT仿真膀胱镜成像技术对进行膀胱镜检查有困难的病人有帮助。对膀胱肿瘤

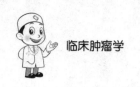

总检出率为85%～90%,对病变≤5mm病灶检出的敏感性为60%,<10mm的敏感性为77%,≥10mm的敏感性为94%。CT仿真内窥镜加横断面影像可提高CT仿真内窥镜的敏感性及特异性,对于≥5mm肿瘤检出的敏感性及特异性可达100%。

磁共振成像(MRI):以优良软组织对比及直接多轴位的扫描方式为膀胱肿瘤的最佳检查方法,但检查费用高,普及应用困难。磁共振成像能够检出、诊断肿瘤,能够进行肿瘤分期,对<T3a的肿瘤分期准确率优于CT,但可能不及腔内超声。对淋巴结的显示与CT相仿。磁共振成像分期总的分期准确率为72%～96%。

2.膀胱癌的影像学表现

肿瘤常呈结节状、块状突向腔内生长,表面呈菜花状,较少呈地毯状生长。肿瘤侵犯膀胱壁时膀胱壁僵硬、内陷,侵犯膀胱壁外时膀胱壁不光整,膀胱周围脂肪组织内有软组织结节、条索,侵犯周围器官时膀胱病变与周围结构界限不清或其结构消失。肿瘤密度/回声/信号均匀或不均匀,增强扫描肿瘤有强化。

3.膀胱癌的鉴别诊断

膀胱癌诊断中需鉴别的主要病变有膀胱炎、膀胱肉瘤、子宫内膜异位症。

膀胱炎:患者发病年龄较轻,病变常表现为膀胱壁弥漫增厚,水肿,突出腔内的软组织影小,膀胱壁不僵硬。

膀胱肉瘤:患者发病年龄轻,多为儿童及青年,肿瘤表现同膀胱癌,呈块状生长。

子宫内膜异位症:肿块多发生在青年女性,有痛经及外伤史。肿块常发生在膀胱后壁,宽基底,向腔内外生长,与子宫常常分界不清,增强扫描肿块有明显强化。有时盆腔内结构紊乱有粘连改变或其他不均质区域。

(三)前列腺肿瘤

前列腺肿瘤最常见的是前列腺癌,多发生在老年人;其次是前列腺肉瘤,多发生在青年人。前列腺肿瘤的鉴别诊断主要是癌与增生的区别。

1.影像学检查及表现

(1)常规X线检查

用于前列腺癌的常规X线检查方法有骨骼X线片及静脉尿路造影或膀胱造影及尿道造影。骨骼是前列腺癌好发转移的部位,尤以骨盆、腰椎、股骨等处常见,严重者侵犯全身骨骼。因此骨骼X线检查是前列腺癌的常规检查。如果骨骼有转移说明前列腺癌已属于晚期。转移瘤破坏骨40%以上才能在X线片上表现出来,因此有假阴性的可能。与骨扫描相比,骨扫描比骨X线片敏感,可较早发现骨转移灶。有学者报道23%的X线片阴性患者的骨扫描有阳性发现。前列腺癌的骨转移表现为成骨型、混合型(成骨和溶骨混合同时存在)及溶骨型,以成骨(80%)、及混合型(15%)更为多见。病变区骨质密度增高、硬化(成骨表现)或多个圆形、不规则形破坏区,骨小梁消失,边界模糊(移行带不清晰)。静脉尿路造影或膀胱尿道造影间接反映前列腺增大,不能定性诊断。

(2)CT检查

CT扫描是前列腺疾病常用的检查方法。主要用于观察肿瘤范围及转移情况。CT扫描能够清晰显示前列腺及其周围解剖,不能显示前列腺内的分区解剖,因此不能显示前列腺内的小肿瘤(B2期以下),仅能发现前列腺的形态不对称,如有局部结节状隆起,提示有癌瘤的可能。有文献报道认为前列腺边缘结节状隆起及边缘毛糙是CT诊断前列腺癌的较可靠的征象。CT有助于检出前列腺向外周侵犯(≥C期),表现为前列腺、精囊间脂肪层消失或向膀胱底部不规则隆起,精囊膀胱角不对称。精囊一侧增大或一侧输尿管、肾盂积水,说明肿瘤偏一侧生长,侵犯相应的结构。CT诊断前列腺癌的敏感性在60%~72%,然而对包膜外侵犯的诊断准确性为72%~85%。CT对前列腺癌淋巴转移的诊断准确率为80%~90%,其标准为淋巴结直径>1.5cm为转移,直径>1cm为可疑转移。

(3)超声检查

包括经腹及腔内两个途径。经腹B超的适应症同CT。经腔内的方法是鉴别前列腺增生与癌,是检出早期前列腺癌的首选方法。前列腺癌表现前列腺不规则增大,腺体内结构不清,有不均质回声区或低回声结节或团块,可侵犯包膜或达膜外。必要时可在B超引导下穿刺活检定性。

(4)MRI扫描

MRI扫描是检查前列腺疾病重要的方法。尤其使用腔内线圈,对早期前列腺癌的检出更敏感。前列腺癌表现前列腺不规则增大,腺体内结构不清,各带消失,尤其边缘带出现不均质信号区,前列腺包膜不光整或不连续、中断,包膜外见软组织信号影。盆腔内可见肿大淋巴结。转移的淋巴结诊断标准同CT。

2.前列腺肿瘤的鉴别诊断

前列腺癌的诊断中常要与前列腺增生及前列腺肉瘤鉴别。前列腺增生多发生在移行带,表现为前列腺增大,压迫、推压膀胱底壁,边缘光整。增生明显时前列腺可有分叶,明显凸入膀胱腔内,可类似膀胱肿瘤。前列腺增生与癌不同的是增生病变密度相对均匀很少有坏死,然而癌常常密度不均匀,有坏死,肿瘤较大时常伴有转移灶。前列腺肉瘤影像表现无特征性,不能与前列腺癌区别,需结合患者年龄,临床查体情况

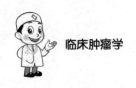

诊断。

（四）睾丸肿瘤

睾丸肿瘤相对少见，约占男性全身肿瘤的 0.5%～1%。生殖细胞来源的肿瘤在全部睾丸肿瘤中占 90% 以上，性索间质来源的肿瘤少见。

1. 影像学检查及表现

超声成像具有安全、经济、快捷等优点，是首选的检查方法，但对睾丸肿瘤的定性诊断和检出隐睾和异位睾丸的价值有限。由于 CT 扫描有放射线辐射，软组织分辨率不高，尤其是 CT 平扫，所以不作为检查睾丸原发肿瘤的首选手段。CT 扫描的意义在于临床或超声发现睾丸原发肿瘤后，观察腹盆腔转移情况，从而进行正确的肿瘤分期；或应用于评估有远处转移患者放化疗后的疗效。MRI 具有良好的软组织分辨率，不仅可以清晰的观察睾丸肿瘤的大小及外侵情况，还可以分辨肿瘤内囊变、坏死、出血等不同的组织成分，有其他影像方法不可比拟的优势。其劣势在于费用高，耗时长等，可作为辅助方法解决某些疑难问题。

睾丸肿瘤影像表现为边界清楚的单个或多个结节，超声大多数病变以低回声为主，也可以是中等回声伴有灶状低回声区；肿瘤较大时回声不均匀，偶尔可因出血、坏死出现囊状无回声或极低回声区，约 1/3 的病变内可见钙化，表现为较为密集的细小强回声光点。CT 显示正常睾丸均匀低密度结节（与肌肉相比），肿瘤呈等密度结节或肿块，增强后轻度或中度强化。精原细胞瘤多为回声/密度均匀，非精原细胞瘤回声/密度多不均匀，有时无法鉴别。

当睾丸肿物内有显著坏死或出血时，CT 可显示睾丸内密度不均匀的肿物。隐睾是目前已经明确的睾丸肿瘤的重要病因。影像学检查在寻找异位睾丸、追随观察其变化以及诊断隐睾恶变等方面，具有重要的临床应用价值。

2. 睾丸肿瘤的鉴别诊断

睾丸肿瘤需与非肿瘤性疾病鉴别，主要包括囊肿、结核、脓肿、梗死、淋巴瘤及转移瘤。

（五）女性生殖系统肿瘤

1. 子宫肿瘤

子宫常见的良性肿瘤及瘤样病变有平滑肌瘤，息肉，宫内膜增生；恶性肿瘤有宫颈癌、子宫内膜癌及肉瘤等。

子宫肿瘤的影像学检查方法：其方法较多，包括超声、CT、MRI。

1)超声:经腹超声对宫颈癌及宫内膜癌的诊断及分期价值有限,仅能检查有无肾盂积水,宫腔积液以及肿大的淋巴结。经阴道(EVS)或经直肠(TRUS)超声提高了空间分辨率,能为宫颈癌及宫内膜癌的诊断和分期提供一定有价值的诊断信息,常作为首选的检查方法。TRUS对宫颈癌的分期准确性为83%,对宫内膜癌的诊断准确率为80%,分期准确性为85%。

2)CT扫描:CT扫描对子宫早期病变的检出非常不敏感,CT平扫时因子宫肿瘤与宫体呈等密度而不能显示,对宫颈肿瘤也只能根据宫颈增大,密度不均匀而怀疑。增强扫描增加病变与正常子宫肌肉的对比,可以显示局限在子宫内的肿瘤(83%~92%),但仍不能区别癌与息肉、内膜增生。CT对显示子宫恶性肿瘤向宫外、宫旁侵犯及盆腔转移有帮助。CT对宫颈癌ⅠB~ⅡA期肿瘤的准确率仅为30~58%。对ⅡB期以上的晚期肿瘤准确率达92%。CT评估宫内膜癌分期总的准确率约为84%~88%,CT显示子宫外播散的准确率为83%~86%。CT可以发现盆腔或腹主动脉旁淋巴结转移或腹膜、网膜转移而使肿瘤期别上升,约7%~22%,也可以因为不能显示微小的宫旁组织受侵、淋巴结转移或膀胱、肠管黏膜受侵而低估肿瘤期别。

3)MRI扫描:MRI可以做多轴面扫描,特别是矢状位扫描可以显示最佳的子宫、宫颈、阴道及其与膀胱的关系。MRI的软组织对比度高,MRI不必接受造影增强。

MRI对宫颈癌和宫体癌的分期准确性优于CT,总的分期准确率为76%~84%;诊断宫旁浸润的准确率为87~88%,如果采用直肠内线圈则可提高至95%。对转移淋巴结的诊断,MRI与CT相同,根据大小作为诊断指标,有相同的局限性,即增大的淋巴结不一定是转移,可为炎性或反应性淋巴结(假阳性);正常大小的淋巴结内也可包括微小的转移灶(假阴性)。MRI诊断淋巴结转移的准确率约为86%。MRI对鉴别放射后肿瘤复发或纤维化有重要价值,优于CT。对临床工作而言,对子宫恶性肿瘤的诊断和分期应首选MRI。

4)常规X线检查方法:用在子宫肿瘤检查的方法是静脉肾盂造影。过去常用于观察宫颈癌是否侵犯输尿管,有否肾盂积水。如果有输尿管侵犯说明肿瘤宫外侵犯,已属中晚期肿瘤,预后不佳。随着超声、CT等检查技术广泛应用,其单纯作为诊断方法已失去价值。

2.宫颈癌的影像学表现

宫颈外形变化:增大,边缘清晰或不清晰,可有软组织外侵。

肿瘤表现:平扫呈等或低密度/信号(T1W),T2W像肿瘤呈中、高信号,B超呈等回声、低回声或不均匀回声。增强扫描CT呈低密度,密度不均匀,边缘模糊,MRI呈

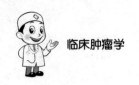

中等强化,信号不均匀。肿瘤外侵时宫颈间质环中断,肿物向宫颈外伸延时,提示宫旁受侵。肿瘤包绕髂血管或侵犯盆壁肌肉提示盆壁受侵。

伴发征象:肾盂积水出现说明肿瘤宫外侵犯已侵犯输尿管。阴道区软组织增多及强化,说明肿瘤侵犯阴道。

淋巴结和远处转移:髂内外区或双腹股沟区可见肿大淋巴结,单个或融合成团。淋巴结内可有坏死低密度区,边缘可有强化。

3. 子宫内膜癌的影像表现

子宫内膜癌多发生在绝经后和围绝经期。子宫内膜癌大体病理可分为弥漫型和局限型。弥漫型肿瘤累及大部分或全部子宫内膜。病变呈绒毛状、息肉状或菜花状,表面可有溃疡形成或坏死,常侵犯宫颈管。局限型肿瘤限于宫体某一区域,呈菜花状或结节型突入宫腔,瘤体多位于宫底及宫角。主要表现为:

子宫形态:子宫增大,宫腔增大。

肿瘤表现:①超声显示子宫内膜增厚、中断或呈不规则低回声,回声不均匀;宫腔内出现息肉样肿物,边缘不光整,回声不均匀及液体积聚也是子宫内膜癌的诊断指征。②CT 显示宫腔内有软组织密度肿物,其密度低于强化的正常子宫肌。肿瘤呈菜花状或结节状,周围可为更低密度的宫腔内积液所环绕,肿瘤侵入肌层时强化的正常子宫肌内有局限或弥漫性低密度,肌层变薄,肿瘤外侵时常表现为子宫边缘模糊或有软组织条索或结节影。③MRI 表现:T1W 像显示肿瘤与子宫肌呈等信号。T2W 像肿瘤呈中高信号,其信号强度在正常内膜与子宫肌之间,增强扫描后由于肿瘤血供低于正常子宫肌,呈中等信号,有时在宫腔积液低信号衬托下肿瘤呈高信号;子宫连接带节段性中断者,为肌层受侵。

宫外侵犯:子宫边缘模糊,有索条或结节软组织影。盆腔内也可见肿大淋巴结。

4. 卵巢肿瘤

卵巢肿瘤根据组织病理学分为上皮肿瘤,性索间质肿瘤,生殖细胞肿瘤,混合成分肿瘤及组织来源未定的肿瘤;根据其细胞分化程度又分为良性、交界性和恶性。

卵巢转移瘤约占全部卵巢肿瘤的 5% ~ 10%。最多来自胃肠道,其次为乳腺癌,宫内膜癌,然后为肺、甲状腺、肝、胆胰肾、宫颈、输卵管等部位的癌及女性生殖道癌,还有绒癌、恶性淋巴瘤、黑色素瘤等。70% ~90% 累及双侧。转移的途径有表面种植、淋巴道和血行转移,还有一部分为直接侵犯而来。

卵巢肿瘤的生物学行为特点:①肿瘤早期无症状,可以长的巨大占据盆、腹腔;②肿瘤可伴有内分泌症状;③恶性肿瘤表面易破溃发生种植转移,出现腹水被视为全腹性病变;④肿瘤易通过膈下淋巴网转移到膈上心膈组、胸骨后淋巴结及出现胸水。

总之,卵巢肿瘤类型众多,但以良性居多,约占51%～80%,其中以畸胎瘤、皮样囊肿最多,占50%。恶性肿瘤占20%,其中以上皮恶性肿瘤最多,占60%～90%。

影像学检查方法:目前常用的方法有传统X线检查(胃肠造影、钡灌肠),超声、CT、MRI等。

(1)传统X线检查

①腹部平片:可以显示巨大肿物内钙化,如畸胎瘤内的骨骼、牙齿、大钙化。②消化道钡剂造影:卵巢恶性肿瘤往往瘤体大,发生盆腔内种植转移,压迫或侵蚀肠管。钡剂灌肠有助于观察盆腔内肠管有无受侵。全消化道造影有助于观察胃及小肠有无受侵。另外卵巢转移瘤的原发肿瘤常来源于消化道,因此对于年轻妇女及卵巢肿瘤实性成分多时,应做消化道造影,以排除原发于胃肠道的肿瘤。

(2)超声

经腹部B超为首选方法,简便、易行、价廉。能够根据肿物的形态做诊断,鉴别囊、实性及良、恶性的作用已被认可。对于中晚期肿瘤的诊断及分期也起着重要作用。彩色多普勒可检测肿物内外血流,协助鉴别肿瘤的良、恶性也具有重要价值。良性肿瘤内多无血流信号或有规则的细小血管。恶性肿瘤由于高代谢和快速生长,出现新生血管或动静脉瘘形成,构成较大压力差,表现为血流速度高和低阻力特征。

鉴别良、恶性肿瘤的正确率:常规B超形态学诊断为65%～94%,彩色多普勒血流为35%～88%,多普勒动脉血流阻力指数为48%～99%,其中以形态学诊断及形态学诊断加其他方法联合应用效果更好,特异性为93%～100%,敏感性为88%～97%。对于恶性肿瘤的分期B超检查的准确率明显不如CT及MRI。局限性在于显示腹膜及大网膜小的转移病灶困难,另外显示肿大淋巴结不如CT及MRI敏感。经腔内(阴道或直肠)B超检查,对盆腔内小病变能够提供较高的分辨率,图像清晰,有60%患者可获得新的诊断信息,24%改变经腹B超诊断,但也有2%所获得信息不如经腹扫描。由于腔内B超扫描野小,卵巢癌的肿块一般较大,显示病变范围受到限制,对肿瘤无法分期。

(3)CT扫描

CT扫描在女性盆腔肿瘤的检查方法中最重要、最常用。卵巢肿瘤细胞易发生脱落种植在腹腔,出现广泛腹腔转移,故被视为全腹性病变。CT扫查范围广,对小病变的显示及发现小量的脂肪与钙化较其他方法敏感,因此最常用。CT检查的目的是为盆腔肿瘤进行诊断、鉴别和确定病变范围,尤其是为肿瘤患者提供肿瘤分期信息,以便

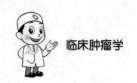

临床术前制定合理的治疗计划。CT 扫描在鉴别卵巢良、恶性肿瘤的准确率为 91% ~ 94%,对恶性肿瘤分期的准确率为 70% ~91%,对腹膜转移诊断准确率为 96%,敏感性达 92%。CT 扫描的缺点:有放射性;软组织分辨率差,平扫时信息量少,因此应尽量行增强扫描;CT 对腹膜、网膜、肠系膜及肠管表面的小病灶 <0.5cm 不能检出,对 <2cm 的病灶检出率低。CT 扫描方法的改进及机器性能的提高有助于整个诊断正确率的提高。

(4)MRI 扫描

具有能够直接提供多轴面图像,软组织分辨率高以及多序列扫描程序的特点。优势在于清晰显示肿瘤结构,提供某些肿物特异征象,提供肿瘤与周围正常组织器官的清晰关系以更准确判断肿瘤位置、性质及侵犯范围。鉴别卵巢肿瘤的良、恶性的准确率为 78% ~91%,恶性肿瘤分期的准确率可达 96%。缺点有:扫描时间长,肠道活动产生伪影影响图像质量,如肠道不做准备,易丢失小病变及误诊病变,不能显示小钙化。价格高于 CT 和超声。

5.卵巢肿瘤影像学表现

(1)上皮间质肿瘤

恶性占 85% 以上。以浆液性和黏液性肿瘤居多。腺纤维瘤为良性,宫内膜样瘤则主要为恶性,透明细胞肿瘤大多数为恶性。

肿瘤的主要表现为子宫两侧或周围见囊性、囊实性或实性软组织肿块,边缘清楚或模糊,肿瘤较大或巨大时推移、压迫或侵犯包绕子宫、膀胱及肠管。肿瘤可伴有钙化。区别良恶性肿瘤的影像学征象主要有:①肿瘤囊、实性成分的多少。②囊性肿瘤的壁及间隔是否光整、规则和增厚(3mm 为标准)。③囊壁及间隔上有无乳头突起、结节。④肿瘤中实性成分及结节在增强扫描后有无强化,其内及周围有无肿瘤血管,血管的阻力指数等。有作者报道囊性肿瘤出现乳头突起或结节,良性肿瘤占 9% ~20%,交界性肿瘤占 67% ~53%,恶性肿瘤占 38 ~92%。有文献报道提示恶性肿瘤的诊断标准为:肿瘤大,不规则的壁,不规则的间隔,不规则实性成分,囊内外有乳头突起或结节,有肿瘤血管,腹膜转移。

浆液性囊腺瘤和黏液性囊腺瘤:为良性,肿瘤为薄壁囊性肿块,没有软组织成分及乳头结构,壁规则,可有斑点状钙化。浆液性囊腺瘤大部分单房或少量多房改变,囊内液体一般清亮。黏液性囊腺瘤是典型多房肿块,囊内液体为黏液、蛋白量高,其内可有少量出血。肿瘤 CT 显示为低密度(接近水密度)肿块;MRI 显示 T1WI 呈低信号,T2WI 为高信号;B 超显示为无回声团块,后方透声增强。CT 及 MRI 增强后显示肿瘤囊壁及间隔更加清晰,无不规则乳头或结节。如果肿瘤内蛋白含量高或有出血,CT的密度值增高,MRI T1WI,T2WI均可表现为中-高信号。

纤维瘤和腺纤维瘤:为良性,多数呈实性,边缘清晰锐利,密度均匀。部分腺纤维瘤可呈囊性又称为囊腺纤维瘤。CT显示为软组织密度肿块,密度均匀,无强化。MRI显示肿瘤T1WI及T2WI均呈均匀低信号。B超显示肿块呈低或中等回声。肿瘤有囊变时,囊性部分与实性部分分界清楚,密度/回声都均匀。

(2)卵巢癌

卵巢癌是最常见的恶性肿瘤,发现时70%为Ⅲ期或Ⅳ期的晚期肿瘤。可与其他器官肿瘤同时发生,最常见的是与子宫内膜癌同时发生,其发生率为14.7%～18.6%。因此在卵巢癌影像诊断中一定要注意子宫内膜的改变,以免漏诊。

卵巢癌以浆液性囊腺癌为最常见类型,瘤体较大,常呈囊性或囊实性,以单房或少量间隔为主;少数肿瘤以实性成分为主或完全实性,部分肿瘤有明显钙化;少数肿瘤仅发生在卵巢表面,病灶小、卵巢大小正常,较早发生广泛腹腔转移者称为浆液性乳头状表面癌或卵巢表现大小正常但及转移灶明显者,需要与原发腹膜癌鉴别。黏液性囊腺癌是第二种常见类型,瘤体常较浆液性肿瘤大,呈囊性或囊实性,以多房为主,因囊内黏液蛋白量高及常有出血,密度较浆液性肿瘤高,也常发生腹腔假黏液瘤。子宫内膜样癌的瘤体常较前二者小,以实性或囊实性多见。透明细胞癌的肿瘤边界常较清楚,瘤体较小以实性居多,常伴有不规则坏死区,囊性区少。

卵巢癌的影像(B超、CT、MRI)表现:肿瘤呈囊性或以囊性为主时,显示肿瘤为无回声/低密度/T1WI呈低信号T2WI呈高信号区,囊壁及分隔厚且不规则,有时可见软组织结节或肿块,软组织成分内可见肿瘤血管或增强后明显强化。肿瘤边缘清楚。压迫周围肠管或器官移位。肿瘤呈囊实性时,肿瘤形态多不规则,边缘不清晰,压迫周围肠管或器官移位,二者界限常不清楚。肿瘤内囊实性部分的形态亦不规则,界限可不清晰,软组织实性部分增强后有强化或可见肿瘤血管。肿瘤呈实性时,形态不规则,边缘模糊与周围肠管或器官粘连或侵蚀,致肠管狭窄,肠壁增厚不规则,致周围膀胱或子宫形态不规则,边缘模糊,膀胱腔内可有软组织影或子宫密度不均匀。卵巢肿瘤内回声/密度/信号因肿瘤坏死可显示不均匀,增强后肿瘤有强化或有肿瘤血管。卵巢癌常常有钙化,CT对钙化显示及检出敏感性高。

卵巢癌转移灶的影像表现为种植转移是主要形式,伴发腹水。腹膜转移灶呈小结节状、斑片状或饼状,也可呈大片状腹膜增厚改变,或大结节状、块状。卵巢癌细胞自卵巢表面脱落后因腹腔液体重力关系首先聚集在盆腔和右结肠旁沟,以子宫直肠窝最

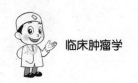

多见;转移细胞可在呼吸的负压吸引下常沉积在膈下及肝脏表面;压迫肝脏表面呈弧状或波浪状;肿瘤也可种植在肠系膜表面及远侧肠管表面,压迫肠管;肿瘤种植到大网膜,大网膜呈网状及饼状改变。如果种植转移灶很小或很薄,很难与腹内的其他软组织例如肠管、血管鉴别。CT扫描的敏感性仅为11%。增强扫描使转移结节或斑块强化有助于诊断,但远不及剖腹探察准确。腹腔的假黏液瘤表现为限局性囊肿,边缘清楚,其内呈水或接近水的回声/密度/信号,且均匀。

（3）转移淋巴结

卵巢癌的转移淋巴结是第二常见部位。为盆腔或腹主动脉周围、腹股沟的 >1.0cm 的结节。心膈组淋巴结也是卵巢癌常见转移部位。心膈组淋巴结肿大占初诊卵巢癌患者的28%,其中有腹膜转移者的30%,无腹膜转移者仅2%。心膈组淋巴结是输入来自前胸、腹膜及横膈的淋巴管,是腹膜的主要引流部位。卵巢癌膈下腹膜转移又非常常见,因此很易出现心膈组淋巴结的转移,也较其他部位的肿瘤发生心膈组淋巴结的转移常见。

卵巢癌发生血行转移较其他器官肿瘤罕见,发生肝转移5%～10%,肺转移少于5%,骨及脑转移少于1%。

6.性索间质肿瘤

性索间质肿瘤多见于较高年龄妇女,临床上往往有内分泌症状。

卵泡膜细胞瘤及纤维卵泡膜瘤:肿瘤一般为实性,少许囊性变,多数为良性,偶尔低度恶性。肿瘤囊性变及水肿多出现在肿瘤中心或偏心部为片状或小簇状,肿瘤大小3.2～18cm,呈圆形或卵圆形,可有分叶。CT显示肿瘤为软组织密度肿块,囊变时可呈水样密度,囊变区边界清楚。增强扫描肿瘤有轻度强化。B超声像图显示肿瘤呈实性低回声肿块,伴有显著的声衰减,内回声均匀。MRI显示 T1WI 肿瘤呈均匀低信号,T2WI 为稍高信号,如果肿瘤纤维成分多时,T1WI 及 T2WI 均显示为低信号肿块,如果肿瘤囊变或水肿明显时,T2WI 显示肿块信号明显增高。增强扫描肿瘤可有轻度强化。

卵泡膜细胞瘤有分泌激素的作用,可引起或合并子宫内膜增生、息肉或内膜癌,子宫肌瘤,乳腺等处肿瘤,因此在影像检查及诊断过程中应注意这些器官有无病变同时存在,有助于卵泡膜细胞瘤的术前诊断。

颗粒细胞瘤:颗粒细胞瘤是性索间质肿瘤中最常见的恶性肿瘤,占所有卵巢肿瘤1%～2.5%。肿瘤常发生在绝经前后,虽为恶性但发展慢,肿瘤为圆形或卵圆形,可有分叶,边缘光整有包膜。肿瘤可呈不均质实性、多房囊性或单房囊性肿块。肿块的囊壁及间隔较厚及其内的实性部分在影像检查中可见血流征象。CT显示肿瘤为软组织不均质肿块,增强后实性部分、囊壁及间隔有明显强化,实性部分密度不均匀。B超声像图显示肿块呈囊性时后方透声增强,实性部分回声低、可不均匀,彩色多普勒超声示瘤内及间隔内肿瘤血管。MRI显示肿瘤为实性伴有不同程度的囊性变,部分肿瘤有出血,T1WI肿瘤实性部分为中等低信号,囊性部分呈明显低信号,出血为高信号区;T2WI显示肿瘤信号有增强呈中等不均匀高信号,囊变区及出血区为明显高信号;可呈散在小的多囊状改变或大囊变区位于中心部。

7. 生殖细胞肿瘤

生殖细胞肿瘤中90%为良性畸胎瘤,恶性仅占5%。恶性肿瘤多发生于年轻育龄妇女、性成熟前的儿童、少年。

畸胎瘤:畸胎瘤是卵巢最常见肿瘤,可为单个或多个胚层结构,其中95%为囊性成熟畸胎瘤又名皮样囊肿,少数为不成熟畸胎瘤。

畸胎瘤的影像表现一般都有特征性表现。肿瘤可为实性,也可为囊性或混合成分,轮廓可光滑或分叶;当肿瘤有外侵或伴有感染时,其边缘不清、模糊。肿瘤内如有牙齿或骨骼,腹部平片即可检出并确诊。B超扫描肿瘤大多数呈混合回声,瘤内有脂肪的回声呈高回声,后方伴有声衰减;有钙化或牙齿时高回声之后方有声影。皮样囊肿的囊内有脂液分层或头发与液体分层,体位改变时有活动的强光点影漂动。CT扫描可以较完整显示肿瘤的大小及范围,肿瘤多数呈混合密度,其内可见高密度的牙齿、骨骼及钙化,低密度的脂肪或脂液分层,增厚的囊壁及不均质的软组织肿块。肿瘤边缘不清与周围结构粘连或肿瘤内脂肪、骨骼、钙化等特征性组织不明显时,诊断有一定困难。另外CT图像及投照时窗位调整不佳(太窄),容易把脂肪组织结构显示不清,也可造成误诊。畸胎瘤在MRI图像上因内容不同在T1WI上呈高、中等、较低信号,瘤体不规则,常呈混杂信号以高信号为主,囊性区多数可见较厚的低信号纤维包膜和分隔。发现肿瘤内脂肪对诊断最为重要,因此MRI最常用且有效的脂肪抑制及化学位移等技术对鉴别出血及脂肪有重要作用。脂肪组织在T1WI及T2WI像上均呈高信号,在脂肪抑制图像上为低信号,与出血仍呈高信号不同。皮样囊肿在T1WI、T2WI图像上均呈高信号。

无性细胞瘤:大部分(80%)发生于30岁以下儿童、年轻人。肿瘤多表现为较大的卵圆形或不规则形实性肿块,边缘较清楚,内部呈分叶状,密度均匀,可有少量出血、坏死。B超声像图显示肿瘤为中等回声,内回声欠均匀或不均匀。CT显示肿瘤为实性,密度相对均匀或不均匀,可有少量低密度坏死区。MRI显示T1WI呈低信号,T2WI呈中等信号,内信号欠均匀有高信号间隔构成分叶状。肿瘤在CT或MRI增强扫描时

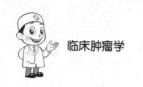
有强化,其内间隔有明显强化。无性细胞瘤的诊断特点:患者年轻,肿瘤为实性,其密度/回声/信号欠均匀,增强后间隔有明显强化。

内胚窦瘤(卵黄囊瘤)和胚胎癌:发病年龄绝大多数在 30 岁以下,均伴有血清胎甲球(AFP)升高改变。肿瘤生长快,恶性度高,常侵犯单侧卵巢。

影像表现:肿瘤瘤体大呈不规则或圆形,为实性、囊性或混合成分,肿瘤可伴有出血。CT 显示肿瘤为混杂密度,密度不均匀,常有囊性区,增强后囊壁及实性部分有明显强化。其淋巴结转移瘤也有同样表现。B 超显示肿瘤呈不均质、混合回声,可有无回声区,肿瘤内有动脉血流。MRI 显示 T1WI 肿瘤呈低信号,不均匀,T2WI 肿瘤呈明显不均匀中高信号。

8. 鉴别诊断

卵巢肿瘤的鉴别包括各种卵巢囊性肿瘤、实性肿瘤,同样也包括瘤样病变如内膜异位症,炎性包块,子宫及附件区其他肿瘤及瘤样病变。

(1)附件区囊性肿物的鉴别

附件区囊性肿物常见于卵巢功能性囊肿及单纯囊肿,输卵管囊肿,输卵管脓肿,腹膜假性囊肿,巧克力囊肿,卵巢皮样囊肿及卵巢囊腺瘤或囊腺癌等。鉴别它们有一定困难,注意以下几点有助于区别:

卵巢功能性囊肿包括卵泡、黄体囊肿、白体囊肿,一般较小,为 1~1.5cm,偶见 4.5cm,可有出血。这些病变发生在生育期妇女,常随月经周期变化,可消失,定期复查对诊断有帮助。另外黄体囊肿常有出血,各种影像中可见囊肿内存在分层的血液和纤维旦白碎片。囊壁上固体血块可酷似实性结节或乳头。诊断中应加以注意,MRI 检查有帮助。

巧克力囊肿是子宫内膜异位症的一种表现,囊内有出血颗粒,在超声及 MRI 图像上有特征性表现。同时可合并有子宫腺肌病或腹盆腔内多发囊性肿物。可有与月经周期变化的腹痛病史。

卵巢皮样囊肿为成熟囊性畸胎瘤,囊内几乎均含脂类物质,各种影像学检查均有特征性表现易与其他肿物区别。

输卵管脓肿和腹膜假性囊肿。病人常有手术史,感染史或不孕的女性。肿物形态可不规则,壁厚或无壁,假性囊肿可有薄的分隔。输卵管脓肿时周围结构可有水肿表现。

卵巢囊腺瘤及囊腺癌可表现为单房或多房肿块,与囊肿最特征性的区别是肿瘤内有乳头状突起和结节状间隔。囊肿内黏附于壁内的纤维旦白出血块在增强扫描中无强化,而肿瘤内乳头突起及结节间隔有强化。结节、乳头状突起更多见于低度恶性的囊腺癌。

（2）附件区实性肿物的鉴别

附件区常见的实性肿物有输卵管阔韧带平滑肌瘤,外生型子宫平滑肌瘤,卵巢畸胎瘤,卵巢纤维瘤,卵巢卵泡膜细胞瘤,卵巢原发恶性肿瘤（癌,无性细胞瘤,内胚窦瘤,颗粒细胞癌）,卵巢转移瘤（Krukenberg 瘤）等。鉴别它们如同鉴别附件区囊性肿物一样同样有困难。值得注意的是:实性肿瘤恶性的多,观察有无其他部位的转移,有无腹水,是鉴别良恶性的关键。

卵巢畸胎瘤是含有多种组织的肿瘤,其内脂肪组织在多种影像中都有特征性表现,因此诊断容易。卵巢纤维瘤和纤维卵泡膜细胞瘤是由梭形细胞形成的胶原构成。在影像表现上均为边缘清楚、锐利,密度（信号/回声）低且均匀的肿块,增强扫描一般不强化。较少为囊实性肿块,囊、实性部分分界清楚锐利。

子宫外生性平滑肌瘤及阔韧带平滑肌瘤表现是边缘清楚锐利,密度（回声）中等、信号低的肿块,增强后肿瘤有强化,其密度（回声/信号）与子宫基本一致。当肿瘤有玻璃样变性、钙化时密度（回声及信号）不均匀。鉴别肿瘤来源于子宫还是阔韧带,需要多层面/轴位观察,寻找肿物有无与子宫相连的部位,如有相连则为子宫平滑肌瘤。

卵巢转移癌常为双侧性,形态不规则,密度（回声/信号）不均匀,可伴有原发癌病史。

卵巢癌常为囊实性肿块,如分化差的癌常为实性且为双侧,这时常伴有腹水、转移征象,肿瘤形态不规则,密度（回声/信号）不均匀,有强化。另外患者年龄常较大（＞40 岁）。

卵巢无性细胞瘤和内胚窦瘤是来源于生殖细胞的肿瘤,可表现为大的软组织肿块,内胚窦瘤常有大的坏死区。另外患者年龄常较低（＜40 岁）。颗粒细胞癌是来源于性索的恶性肿瘤,可表现为边缘清除锐利的低密度/回声肿块,密度/回声均匀,在没有淋巴结转移或其他部位转移时难与卵泡膜细胞瘤、纤维瘤区别。

第五节　临床研究方法

近 20 年来随着推荐到临床的新药日益增多,新药的临床试验在很多国家已有规范,简称为 GCP（Good Clinical Practice）。近十年来,WHO 和欧美发达国家开始了国际

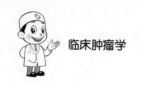

一体化(ICH)的尝试。目前国际上已经有了统一的步骤和指标,并已经开展了很多国际间协作研究。从 1985 年药品法颁布以来,我国政府对新药的发展十分重视,制定了相应的法规。1998 年卫生部发布了《药品临床试验管理规范(试行)》,1999 年国家药品监督管理局修订了上述规范并正式实施。

一、入临床试验的新药应具备的条件

进入临床试验新药由于对象为人,一方面需要注意科学性,另一方面必须保证对病人没有损害。这也是《赫尔辛基宣言》的基本要术。世界各国一般对药物及病例的选择要求以下五方面条件:

对药物的化学结构或成分、性质、质量控制、在体外和动物体内的抗肿瘤作用、毒性、体内代谢等必须有一定了解。我国新药临床前研究规定为 19 项。这就说明临床肿瘤学家只能从药理学家手中接受新药经药政部门批准后开展临床研究。不经一定临床前研究和经过审评程序就开展临床研究是违法的和不负责任的。

所选病例应有可靠的诊断,一般要求有病理细胞学诊断,确定原发及转移的部位。除以往治疗的影响。

在临床试验的第 Ⅰ、Ⅱ 期应当使各方面条件尽量一致,减少一些未知因素的影响,最好采用单一药物治疗。在试验的 Ⅲ、Ⅳ 期与其他药物进行对比及确定在综合治疗中的也位时,必须有足够的例数及严格的对照,不然所得结论就不易可靠。除非特殊情况外 Ⅱ 期临床研究应有单药或至少的部分病例单药治疗的观察。

负责试用的临床医师必须具有一定肿瘤学知识,应当熟知其他治疗手段(手术、放射线及常用的化学药物)可能取得的效果。一般来说,只有经主管部门批准的临床药理基地和经过培训对药物及临床试验规范(GCP)有相当了解的医师才能担任主要研究者(PI),他的任务是制定研究计划,向论理委员会报告求得批准,指导整个项目的实施和释决可能出现的不良事件(SAE),组织协作会议和总结。我国目前的法规规定只有经批准的药理基地才有资格组织临床试验和担任主要研究者。

根据以上原则,大多数国家规定在开始试用新药时需提供以下 3 方面的具体资料:

1. 药物方面的资料

新药的化学成分:合成药要求给出化学结构,抗生素和植物提取物及民间单方必须首先进行化学鉴定,提供来源及成分。特别是质量控制。

毒性试验的资料:一般应包括对啮齿动物的毒性观察:不同给药途径的急性致死

量和半数致死量;慢性或亚急性试验,对各主要系统功能的影响等。

抗瘤谱。

2.临床前药理资料

除了前述药效和安全性资料外,最好能有药物在动物体内的吸收、分布、排泄以及作用机制等资料。

3.临床资料

为了进行正确的试用,要求注意并记录病人的以下几方面资料,以便进一步肯定新药的疗效:

一般记录:年龄、性别、职业等。

病人的一般情况、工作能力、精神状态等。

肿瘤的生物特性:原发肿瘤的部位。肿瘤的病理类型,分化程度。肿瘤引起的全身症状(功能性肿瘤常可引起明显的生理功能紊乱,肿瘤侵犯了某一器官或产生某些物质也可导致功能失常,许多病人且有非特异性表现如发热、乏力、体重下降等)。肿瘤的生长速度,发展趋向(应记录不同时期肿瘤发展的情况以估计生长速度;并应记录近来发展情况、相对稳定或迅速长大,有的肿瘤也可能有自发缓解,均应注意)。

分期:肿瘤发展的阶段、广泛性、侵犯的器官(需要在病史中对各系统进行复习,详细进行全面体验和作必要的化验以确定有无转移),常可用分期表示。播散途径:直接蔓延、沿淋巴系统播散或血行播散。

以往治疗情况:治疗种类、方法、起讫日期、是否正规、有无疗效;应详细记录手术经过及发现,放射治疗照射部位及剂量,化学治疗的给药途径、剂量及毒性等。

重要器官的功能:有无肝、肾、呼吸系统及心血管系统机能障碍,特别应注意病人的造血系统状态,一般应作肝、肾功能检查,胸透视及骨髓穿刺,必要时应作心电图检查。

其他疾病:有的并发症可能影响治疗及毒性反应,亦应注意。

试用单位需有专门人员负责负责试用的临床医师必须具有一定药物及肿瘤学知识。试用前应先确定疗效和毒性的观察指标和试用过程中的临床观察、化验及特殊检查等方面的规划和常规。

二、临床试验的伦理问题

如何使广大群众理解临床试验的意义和重要性,向病人和家属解释临床试验的具体内容并使病人愿意合作,并签署"知情同意书"是一个现实的问题。就是从事这一

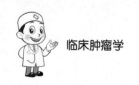

工作的研究人员有时也在不同程度上存在思想顾虑。在我国,由于多年来政治运动的影响,人民对临床试验存在困惑。"资产阶级专家拿病人作试验"的阴影仍然或多或少地给临床试验带来负面影响。因此,新药临床试验的伦理问题成为一个十分关键的问题。

每一个临床肿瘤工作者,尤其是在肿瘤学领域中,都很理解临床治疗的不断进步和临床试验是分不开的。如果没有新药和新疗法的不断涌现和开发,临床方案的不断更新,我们的临床治疗会停留在半个世纪前的水平。如果没有环磷酰胺、氟尿嘧啶、长春花碱、阿霉素、顺铂和紫杉类,肿瘤化疗不会像今天这样丰富多彩。在21世纪我们将能治愈更多病人,靠的也是更多新方法和新药。另外一个简单的理由,我们不能把实验研究的结果直接用于病人,而必须通过在临床上继续探索才能成为临床有用的药物。不但如此,很多临床治疗方法、方案也都是通过临床试验而确定的。实践是检验真理的唯一标准。21世纪医学将脱离几千年经验医学的模式发展为循证医学。科学试验和从中得出的数据将使我们越来越明白在一定情况下何种治疗更好,从而使疗效进一步提高。这就把科学的临床试验提到更高的地位,在肿瘤临床中就更为重要。我想这是开展临床试验的根本目的。

GCP的核心只有两条:一是安全性,二是科学性。1990年《美国医学会杂志》(JAMA)发表大肠癌术后氟尿嘧啶+左旋咪唑辅助化疗的结果的作者,发表一个评述:"由于有了这一结果,以后的临床试验不再允许应用空白对照。"为了病人的利益,人们必须必须不断提高临床试验的水平,一旦有了可靠的阳性结果,即不能再应用空白对照。

一般来说,为了病人的利益,一个未知临床疗效的新药大都从经过常规治疗无效的病人开始。以后随着临床疗效的提高,逐渐试用于中期和早期病人。我们不允许将能够根治的病人进行新药试用,而应建议病人去接受手术。但对于手术后有的病人可能存在微小转移灶,可在术后应用辅助化疗或内分泌治疗。不难理解这样的化疗或化疗方案必须是比较成熟和十分安全的,在发达国家均有明确的规定。为了提高中期病人的切除率和治愈率,比较成熟的化疗或方案可用于术前(称为新辅助化疗),目的是提高切除率和治愈率。但有时较早的晚期或数量不多的转移病人,化疗后由不能手术变为可手术切除,应当不失时机地进行从而使病人得到根治。另外,有的病人由于其他原因不能手术或放疗,在适当的时机也可试用新药。

三、临床试验的分期和要点

一般可以将新药试用的步骤分为4期(我们主要提及前3期),其目的及方法如

表 2 - 1：

表 2 - 1　新药试验的设计和目

临床前药理研究	疗效机制
临床药理研究	治疗机制,药物在人体的代谢
Ⅰ期研究	寻找合适剂量,安全性考核
Ⅱ期研究	疗效和安全性
Ⅲ期研究	比较研究,治疗效果

有效结合基础研究和临床Ⅰ、Ⅱ、Ⅲ期试验才能将新的治疗方法迅速推广到临床,研究结果必定会使临床出现变化。因此,需要应用恰当的方法使临床研究结果明确、结论可靠。

探索新治疗的试验是个长期的过程,在此期间涉及不同类型的试验。首先就是准确定义研究目的以确定研究的类型。研究大致分为以下三个类型:Ⅰ期、Ⅱ期或Ⅲ期临床研究。

(一)Ⅰ期临床研究

Ⅰ期临床为完成临床前实验后在人体中首次进行的研究。在剂量逐渐升高的过程中了解毒性特征。前提是假设随着剂量的提高,药物的作用与毒性反应均会增加。

通常Ⅰ期临床研究的目的有:摸索通过某种给药方式及用药途径的最大耐受剂量(MTD),并推荐给Ⅱ期临床,即可以接受的有潜在疗效及毒性的剂量。

了解该药物的剂量限制性毒性(DLT)和毒性特征(涉及哪些器官)及程度(可预测性,程度,持续时间,可逆性)。

(二)Ⅱ期临床研究

Ⅱ期为Ⅰ期后,大规模、随机对照Ⅲ期试验前所进行的临床研究。

Ⅱ期临床试验涵盖了一系列不同的研究。主要将Ⅱ期临床单药在特定肿瘤的疗效、毒性的评估与探讨新药治疗的有效性或与其他药物联合或其他模式治疗的可行性研究区分开来。

目的(单药)Ⅱ期临床前期研究是设计用来检验对具有代表性特定肿瘤的抗肿瘤活性的。通常基于药品开发的目的和临床前研究以及Ⅰ期临床研究的结果。Ⅱ期临床前期研究的另外一个目的是进一步研究药物的毒性反应,特别是累积毒性(Ⅱ期临床研究中比Ⅰ期临床更容易)以及如何处理毒性反应的方法(特别是预防措施、同步处理)。Ⅱ期临床前期研究还要探讨药代学与药动学的关系。总之,Ⅱ期临床前期研

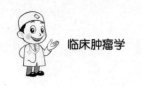

究的主要目的是判定或者停止进一步探讨、研究这个新药、或者继续进行临床开发。

（三）Ⅲ期临床研究

Ⅱ期临床研究中，哪怕见到了极其微小的疗效都应在随后的Ⅲ期临床中加以确定。Ⅲ期临床的本质是比较，即一组患者接受新的治疗，另外一组病人进行标准治疗或空白对照。

Ⅲ期临床研究的目的：为确立在疾病的自然病程（治疗过）治疗后的疗效。在这种情况下，对照组应为安慰剂或空白对照，与现行最佳标准治疗相比较，确立新的治疗疗效，与现行最佳标准治疗相比较，疗效一样，但严重不良反应较轻（等效或非优性试验）。

第六节　抗肿瘤药物应用

一、抗肿瘤药物应用

肿瘤是机体在各种致癌因素作用下，组织细胞在基因水平上失去对生长的正常调控，导致其克隆性异常增生而形成的新生物。一般将肿瘤分为良性和恶性两大类。

肿瘤的病因、发病机制、临床症状以及患者的身体状况均十分复杂，单一的治疗方法效果并不理想，需要合理的、有计划的联合应用多种治疗手段，取长补短。综合治疗就是根据患者的机体状况、肿瘤的病理类型、侵犯范围（病期）和发展趋势，有计划地、合理地应用现有的治疗手段，以期较大幅度的提高治愈率和延长生存期，提高患者的生活质量。综合治疗手段包括手术、放射、化疗药物、免疫、心理和中医药治疗。在化学治疗时仍然宜联合使用不同药理作用机制的抗肿瘤药组成联合化疗方案，杀灭肿瘤细胞或干扰其生成长和代谢。

（一）抗肿瘤药的作用机制和分类

抗肿瘤药是可抑制肿瘤细胞生长，对抗和治疗恶性肿瘤的药物。

过去的药理学曾把抗肿瘤药依据其性质和来源分为6类：即烷化剂、抗代谢药物、抗生素、植物药、激素和杂类。但以上分类不能代表药物的作用机制，来源相同的药物可能作用机制完全不同。所以，目前多根据其作用机制分为以下6类：

1.细胞毒类药

(1)作用于 DNA 化学结构的药物

1)烷化剂:如氮芥、环磷酰胺和噻替派等,能与细胞中的亲核集团发生烷化反应。DNA 中鸟嘌呤 NT 易被烷化,使 DNA 复制中发生核碱基错误配对。受烷化的鸟嘌呤可以从 DNA 链上脱失,引起密码解释错乱。双功能基的烷化剂常与 DNA 双链上各一鸟嘌呤结合形成交叉联结妨碍 DNA 复制,也可使染色体断裂。DNA 结构功能的破坏可导致细胞分裂,增裂停止或死亡。少数受损细胞的 DNA 可修复而存活下来,引起抗药。

2)铂类化合物:铂类金属化合物如顺铂(DDP)可与 DNA 结合,破坏其结构与功能。

3)蒽环类:可嵌入 DNA 核碱对之间,干扰转录过程,阻止 mRNA 的形成。如柔红霉素(DNR)、多柔比星(ADM)、表柔比星(EPI)、吡柔比星(THP)及米托蒽醌等都是临床上有效的蒽环类化合物。放线菌素 D(ACD)也属此类药等。

4)破坏 DNA 的抗生素:如丝裂霉素(MMC)的作用机制与烷化剂相同,博来霉素(BLM)可使 DNA 单链断裂而抑制肿瘤的增殖。

(2)干扰核酸生物合成的药物

属于细胞周期特异性抗肿瘤药,分别在不同环节阻止 DNA 的合成,抑制细胞分裂增殖,属于抗代谢药。根据药物主要干扰的生化步骤或所抑制的靶酶的不同,可进一步分为:

1)二氢叶酸还原酶抑制剂(抗叶酸剂),如氨甲蝶呤(MTX)等;

2)胸苷酸合成酶抑制剂,影响尿嘧啶核苷的甲基化(抗嘧啶剂),如氟尿嘧啶(5FU),喃氟尿嘧啶(FT207)及优福定(UFT)等;

3)嘌呤核苷酸互变抑制剂(抗嘌呤剂),如巯嘌呤(6MP),6 - 硫鸟嘌呤(6 - TG)等;

4)核苷酸还原酶抑制剂,羟基脲(HU);

5)DNA 多聚酶抑制剂,如阿糖胞苷(AraC)等。

(3)作用于核酸转录药物

作用于核酸转录药物包括放线菌素 D、阿克拉霉素和普拉霉素,均是由微生物所产生的抗肿瘤药,为细胞非特异周期药,对处于各周期时相的肿瘤细胞均有杀灭作用。

(4)拓扑异构酶抑制药

直接抑制拓扑异构酶,阻止 DNA 复制及抑制 RNA 合成。包括拓扑异构酶Ⅰ抑制

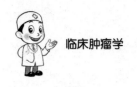

药和拓扑异构酶Ⅱ抑制药,拓扑异构酶Ⅰ抑制药的代表药有依立替康、拓扑替康、羟喜树碱;拓扑异构酶Ⅱ抑制药的代表药有依托泊苷、替尼泊苷。

(5)干扰有丝分裂的药物

1)影响微管蛋白装配的药物,干扰有丝分裂中纺锤体的形成,使细胞停止于分裂中期,如长春新碱(VCR)、长春花碱(VLB)、紫杉醇及秋水仙碱等。

2)干扰核蛋白体功能阻止蛋白质合成的药物,如三尖杉酯碱。

3)影响氨基酸供应阻止蛋白质合成的药物如门冬酰胺酶;可降解血中门冬酰胺,使瘤细胞缺乏此氨基酸,不能合成蛋白质。

2.改变机体激素平衡而抑制肿瘤的药物(激素类)

与激素相关的肿瘤如乳腺癌,前列腺癌,子宫内膜腺癌等可通过激素治疗或内分泌腺的切除而使肿瘤缩小。这说明这些起源于激素依赖性组织的肿瘤,仍部分地保留了对激素的依赖性和受体。通过内分泌或激素治疗,直接或间接通过垂体的反馈作用,改变原来机体的激素平衡和肿瘤生长的内环境,可以抑制肿瘤的生长。另一类药物如他莫昔芬则是通过竞争肿瘤表面的受体干扰雌激素对乳腺癌的刺激。而肾上腺皮质激素则可通过影响脂肪酸的代谢而引起淋巴细胞溶解,因之对急性白血病和恶性淋巴瘤有效。激素类药包括雌、孕、雄激素和拮抗药。

3.生物反应调节剂

生物反应调节剂是一类具有广泛生物学活性和抗肿瘤活性的生物制剂,对机体的免疫功能有增强、调节作用。

4.单克隆抗体

利用基因工程技术所生产的抗肿瘤单克隆抗体已近千种,利妥昔单抗、曲妥珠单抗、西妥昔单抗、群司珠单抗,通过对受体的高选择亲和性,通过抗体依赖性的细胞毒作用,来杀灭肿瘤细胞或抑制肿瘤细胞增殖。

(二)抗肿瘤药的合理应用

临床医师必须熟知抗肿瘤药的抗瘤谱、药动学、不良反应、药物相互作用,使用规范,合理地应用抗肿瘤药。

周期非特异性药物对癌细胞的作用较强而快,高浓度下能迅速杀灭癌细胞;周期特异性药物的作用需要一定时间才能发挥其杀伤作用。周期非特异性药物的剂量反应曲线接近直线,在机体能耐受的毒性限度内,其杀伤能力随剂量的增加而增加。在浓度和时限的关系中,浓度是主要因素。周期特异性药物则不然,其剂量反应曲线是一条渐近线,即在小剂量时类似于直线,达到一定剂量后不再上升,出现平台。相对来说,在影响疗效的浓度与时间的关系中,时间是主要的因素。因此,为使化疗药物能发挥最大的作用,非特异性药物宜静脉一次推注,而特异性药物则以缓慢滴注、肌内注射或口服为宜。

联合化疗方案中一般应包括两类以上药理作用机制不同的药物,且常用周期特异性药物与作用于不同时相的周期特异性药物配合。选药时也要尽可能使各药的毒性不相重复,以提高正常细胞的耐受性。

经典的肿瘤治疗追求扩大根治的手术、强化或冲击化疗、根治性放疗等,然而往往事与愿违。迄今为止,上述治疗所能达到的最高疗效仅仅是临床治愈,肿瘤的复发和转移仍是一个难以解决的问题,且患者治疗后普遍出现生存质量下降,甚至因不能耐受继续治疗而死亡。随着治疗中的手段的进步,使癌症治疗出现了质的飞跃,已经有可能将肿瘤当成慢性病对待,就像糖尿病、高血压等慢性病那样,肿瘤患者也可带瘤长期生存。对中晚期肿瘤患者应以"提高患者生活质量,延长生命时间"为目标进行综合治疗。

（三）抗肿瘤药的主要不良反应与防治原则

抗肿瘤药的不良反应涉及以下几方面:

1. 骨髓抑制

表现在白细胞、血小板、红细胞和血红蛋白下降。除长春新碱和博来霉素外几乎所有的细胞毒药,均会导致骨髓抑制。骨髓抑制常常出现在给药后的 7～10 天,但是某些药物可出现得更晚,如卡莫司汀、洛莫司汀和美法仑。在一次治疗前必须检查外周末梢血象。如骨髓功能尚未恢复,应酌情减少用药剂量或推迟治疗。

对中性白细胞减少,或由此带来的发热患者,应当应用重组粒细胞集落刺激因子（G－CSF）,必要时考虑给予抗菌药物治疗。

2. 消化道反应

包括食欲减退、恶心、呕吐、腹泻、腹痛、腹胀、肝脏毒性等。对轻度消化道反应可口服多潘立酮、甲氧氯普胺进行处理,如效果不佳,可合并应用地塞米松或劳拉西泮作为补充。对严重呕吐或处理效果不佳者,可给予 5－羟色胺 3（5HT3）受体拮抗剂,包括昂丹司琼、格拉司琼、雷莫司琼、托烷司琼;对化疗后的急性或延迟性恶心、呕吐发作者,也可给予神经激肽受体拮抗剂阿瑞吡坦,提高对恶心和呕吐的控制。为预防迟发症状,可口服地塞米松,可以单独使用,或与甲氧氯普胺、苯海拉明联合应用。

3. 口腔黏膜反应

如咽炎、口腔溃疡、口腔黏膜炎,黏膜反应是肿瘤化疗中常见的一种并发症,多数

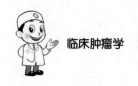

情况都与氟尿嘧啶、甲氨蝶呤和蒽环类抗生素有关。防止和处理这些并发症,应进行有效的口腔护理(经常洗漱口腔)。

4. 脱发

抗肿瘤药引起的脱发几乎在 1 或 2 周后产生。对于脱发,迄今尚无药理学上的防治方法,国外曾探索使用冰帽等措施。

5. 神经系统毒性

如奥沙利铂、长春碱类及紫杉类可致周围神经炎,应进行积极预防和处理。

6. 高尿酸血症

化疗可诱导高尿酸血症,且与急性肾衰竭有关。为防止出现,别嘌醇应在治疗肿瘤化疗前 24 小时开始使用,且应大量补充水分。

7. 细胞毒类药物

大多数细胞毒类药物都有致畸性,对妊娠及哺乳期妇女禁用或慎用。

8. 静脉注射药物的外渗

绝大部分化疗药物对皮肤、皮下组织、黏膜及血管有明显的刺激,给患者带来痛苦,甚至可造成皮下组织坏死。因此,在使用化疗药物时,应注意做好注射部位血管外渗的防护和处理,减少药物血管外渗的风险:化疗应当由具有资质的专业人员操作;当化疗药渗漏时,应即停止注射;根据化疗药的特性采取相应的防治措施。一般可用 1% 普鲁卡因注射液局部封闭,局部进行冷敷(禁忌热敷),减轻皮肤坏死的机会;

局部使用解毒剂是蒽环类化疗药外渗处理的重要环节,根据药物渗出量、范围做局部皮下封闭,即由疼痛或肿胀区域行多点注射:地塞米松 5mg 加利多卡因 100mg 局部封闭,一日 1 次,连续 3 日,以减轻局部疼痛和炎症反应。给予 50~200mg 氢化可的松琥珀酸钠或 8.4% 碳酸氢钠 5ml 加地塞米松 4mg,局部静脉注射或渗漏部位多处皮下注射;透明质酸酶 300U 加 0.9% 氯化钠注射液 2ml 局部注射或透明质酸酶 2ml 加地塞米松 5mg 加 5% 利多卡因 2ml 局部注射。

9. 泌尿道上皮毒性

出血性膀胱炎是泌尿系统毒性的表现,使用异环磷酰胺及大剂量环磷酰胺时会出现,是由于代谢物丙烯醛所致。美司钠可防止泌尿道毒性的发生。美司钠在使用异环磷酰胺中作为常规治疗措施,也用于使用大剂量环磷酰胺的患者(如超过 2g),或既往使用环磷酰胺曾经出现泌尿道上皮毒性的患者。

(四)抗肿瘤药的进展

肿瘤内科治疗水平的明显提高,使得肿瘤内科治疗已成为肿瘤综合治疗中最重要的方法之一。经过近半个世纪的努力,肿瘤内科治疗已取得了长足进步,单纯的肿瘤内科治疗就可以完全治愈某些肿瘤。尽管肿瘤内科治疗取得了长足的进步,但肿瘤内科治疗仍只是当前综合治疗的手段之一。它必须与其他方法,特别是外科手术、放疗以及其他生物或物理的手段结合,才能发挥其最佳作用。肿瘤综合治疗是一个系统工程,肿瘤内科治疗的实施也需要全面综合考虑。肿瘤科医生应对肿瘤的类型、特性、分期及发展趋势,患者的身体状况进行详细的了解,并考虑到患者的生理与心理以及社会经济状况,根据现有的治疗手段制定合理的治疗方案,延长患者的生存时间,提高生活质量,使肿瘤患者获得最大的收益。

近年来,伴随着生命科学研究的飞速进展,恶性肿瘤细胞内的信号转导、细胞凋亡的诱导、血管生成以及细胞与胞外基质的相互作用等各种基本过程正渐被阐明。以一些与肿瘤细胞分化增殖相关的细胞信号转导通路的关键酶作为药物筛选靶点,发现选择性作用于特定靶位的高效、低毒、特异性强的新型抗癌药,即分子靶向药和和抗体靶向药,已成为当今抗肿瘤药研发的重要方向。

抗肿瘤药根据药物作用的分子靶点分为:细胞毒类药、激素类药物、生物反应调节药、靶向治疗、其他药物及辅助用药。

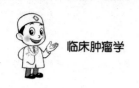

第三章　头颈部肿瘤

第一节　头颈肿瘤总论

一、流行病学

头颈部肿瘤包括自颅底到锁骨上,颈椎以前这一解剖范围的肿瘤,以恶性肿瘤为主。计有:头面部软组织,耳鼻咽喉,口腔,涎腺,颈部软组织,甲状腺等部位的肿瘤。通常不包括颅内、颈椎肿瘤及眼内肿瘤。解剖知识见相关解剖学教科书。

在我国,男性发病首位是鼻咽癌,其次为喉癌、口腔癌;女性发病首位是甲状腺癌,其次为鼻咽癌、口腔癌。我国头颈部恶性肿瘤占全身肿瘤的比例接近百分之十。

二、病理学

头颈部解剖复杂,三个胚叶组织均存在,其组织病理类型很多。耳鼻咽喉和口腔的恶性肿瘤绝大多数为鳞状细胞癌。涎腺恶性肿瘤的病理较复杂。黏液表皮样癌,腺样囊性癌,腺泡细胞癌,腺癌等均可见到。甲状腺癌中多见的是甲状腺乳头状腺癌、甲状腺滤泡状腺癌,还有甲状腺髓样癌和甲状腺未分化癌。皮肤多见的有基底细胞癌、恶性黑色素瘤等。颈部软组织恶性肿瘤有原发和继发。原发肿瘤较少,来自颈部软组织,种类繁多。

三、诊断及分期

肿瘤患者的诊断需要明确肿瘤性质及肿瘤范围。前者依靠病理诊断,后者依靠医师综合分析患者主诉并进行各项临床检查。肿瘤患者在治疗前要确定原发灶侵袭范围,有无区域淋巴结转移及可能存在的远处转移。首先是耳鼻咽喉部口腔颌面部及颈部的体检。其次是实验室化验及各种影像学检查,如常规 X 线、B 超、CT、核素检查及磁共振成像,正电子发射断层扫描(PET)等。应按照体检所见按部位进行。

四、治疗

治疗原则:多学科多手段的综合治疗。

恶性肿瘤近代治疗已有百年历史,长期临床经验积累证明恶性肿瘤的根治性治疗需要多学科、多手段的综合治疗。单一学科、单一治疗手段已经难以包揽恶性肿瘤的治疗任务。恶性肿瘤的治疗目的是根治性的,就是说,要求治愈。但就恶性肿瘤而言,根治性治疗是相对的。当前世界治疗水平,全身恶性肿瘤(各种肿瘤、早晚期混合统计)在治疗后的 5 年生存率在 40% 左右。

综合治疗的应用有三个手段:手术、放射治疗和化疗。其他有些新兴的治疗如生物治疗或基因治疗等,还在实验室阶段。难以规范化应用。中医治疗可以辅助西医提高根治效果,治疗或减轻西医治疗后的副作用。

(一)手术和放疗

对头颈部鳞癌来说,手术和放疗这两大治疗手段的综合应用是最常用的综合治疗手段。以患者病变分期来决定治疗,头颈部各器官 I 期和 II 期病变,均可单独用放疗或手术治疗,不需综合应用,治疗后 5 年生存率大致相当。但以放疗疗效略差。III 期及 IV 病变放射治疗后控制率明显下降,治疗上应以手术为主,配合应用放射治疗。从理论上说,放射治疗容易控制肿瘤周边的病灶,而肿瘤中心部分对放射线较抗拒。单纯手术治疗肿瘤常常在周边复发,但有利于切除放疗后残留中心肿瘤。综合使用放射和手术,可以取得互补作用。

术前放疗或术后放疗术前或术后放疗均为辅助治疗,可以提高晚期患者的局部控制率及生存率。

术前放疗:剂量 40~50Gy。放疗结束后两到四周内手术。

术后放疗:手术后 4~6 周内放疗,剂量 60~70Gy。手术后隔间过长,或剂量少于 60Gy,效果不佳。

手术:原发灶广泛切除术,加区域淋巴结切除术(根据病情)提高了临床治愈率。但由于肿瘤所在器官广泛切除,造成生理功能的缺陷和毁容,影响术后生存质量。目前,"功能保全性外科"的新概念已经被普遍接受。功能保全性手术是在保证肿瘤治

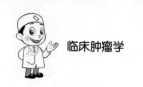

愈率的前提下,在综合治疗的基础上,缩小手术范围,加强修复手段的应用,保留患者的器官功能,提高生存质量。值得注意的是:它的应用不能牺牲肿瘤的治愈率,功能保全性外科对肿瘤的治愈率应相当于传统的根治术的治愈率。

放疗:与手术综合的方法,有人主张手术前放疗,有人主张手术后放疗,各有利弊。术前放疗有利于控制肿瘤周边的亚临床灶,缩小手术范围;降低肿瘤细胞的活力,减少术后的远处转移。但随着放射剂量的增加,手术的并发症也大幅上升,因此术前放疗的剂量受到了限制,多为50Gy。术后放疗则无此限制,剂量在60Gy以上,且有手术对肿瘤范围的判断以及病理类型的明确,可以更好的制定放疗方案。但是由于手术瘢痕影响了肿瘤氧和,对射线敏感性降低。

(二)化学治疗

单独应用化疗对头颈部肿瘤无根治效果。近年来,随着化疗药物临床应用的进展,开始采用先化疗后手术或放疗;或者放疗后加化疗,逐渐形成手术、放疗、化疗的综合。应用化学治疗作为诱导治疗,化疗后再用放疗,两者治疗后无效者再手术。这一疗法在世界范围内应用近10余年的经验,对实体瘤头颈鳞癌(口咽、喉、喉咽)的治疗,并不能提高疗效。但对一些低分化癌、易于全身转移的可以配合放疗或手术应用。

由于头颈恶性肿瘤大多对化疗不敏感,因次化疗在头颈恶性肿瘤的综合治疗中应用较少。随着更多、更有效抗癌药物的出现,尤其是铂类抗癌药物的广泛应用,以及联合化疗的进展、动脉灌注化疗的进步、对化疗耐药和化疗增敏的研究,逐步提高了化疗在头颈恶性肿瘤综合治疗中的地位。

同步放化疗的应用,使得化疗发挥了越来越大的作用。它利用化疗药物的放疗增敏作用、细胞周期同步化作用以及与放疗作用机制的互补,以期达到控制肿瘤浸润及转移的治疗效果。

根据放疗的形式,同步放化疗可以分为三种类型:根治性同步放化疗、术前同步放化疗和术后同步放化疗。这三种治疗模式的治疗方式与目的各不相同。根治性同步放化疗:在根治性放疗的同时加用化疗,如果达到CR,密切观察即可。如果肿瘤残存或复发则行手术挽救。该方式的目的为功能并提高生存率。与单纯放疗相比,根治性同步放化疗对于晚期头颈肿瘤的患者不仅对局部有良好的控制,还能减少远处转移,尤其是对于不可切除的病例能明显提高生存率。手术挽救是对同步放化疗的必要的补充。当治疗结束有肿瘤残存或治疗后复发的病例都应当手术切除挽救。术前同步放化疗:在术前放疗中加用化疗,目的是提高肿瘤缓解率、显著缩小肿瘤,进而提高喉功能的保留率。术后同步放化疗,术后同步放化疗较单纯术后放疗能够显著提高生存率。

五、预后

头颈部肿瘤由于病变部位相对表浅,有利于早期发现和诊断,治愈率较高,可达
40%~70%。以甲状腺癌,腮腺癌,喉癌等疗效较好,下咽癌,颈段食管癌等最差。颈
部淋巴结转移是影响头颈部癌预后的重要因素,一旦发生颈淋巴结转移,患者的生存
率约下降1/2,Ⅲ~Ⅳ期头颈部恶性肿瘤预后很差,大多需要综合治疗才能提高远期
生存率。

第二节　鼻腔及鼻副窦恶性肿瘤

一、病理学

鳞状细胞癌:占绝大多数。肿瘤可以从上颌窦进入鼻腔、筛窦,穿过眶下裂入眼
眶,侵犯前壁到颊部软组织,或通过牙孔侵犯腭部或齿槽突,然后进入龈颊沟。亦可穿
破硬腭而侵入口腔。筛窦癌可以直接扩展进入眼眶、鼻腔和蝶窦,而重要的是通过筛
板进入前颅窝。5%~10%的病人有淋巴结转移,多数先转移至颌下淋巴结,然后至颈
内静脉淋巴结链。甚少远处转移,最常见部位是腹腔内脏,肺、骨。

腺癌:包括小涎腺来源肿瘤。腺癌与鳞状细胞癌一样有相似的骨破坏和临床症状
及过程。以腺样囊性癌居多,好发于鼻腔上部,主要向眼眶及筛窦扩展,较常有血管侵
犯而易于远处转移,肿瘤可沿着眶下神经、上颌神经、腭大神经和蝶腭孔广泛侵犯,也
可以通过嗅神经扩延至颅内和后部的牙神经进入翼腭间隙,晚期可破坏骨壁而侵入鼻
腔及颅底。

恶性黑色素瘤:多见于鼻中隔或中、下鼻甲,常向上颌窦扩展或突出鼻外。常表现
为灰、蓝色或黑色息肉状肿块,常伴有周围卫星灶和颈部淋巴结转移。约20%发生颈
淋巴结转移,多数先转移至颌下淋巴结,然后至颈内静脉淋巴结链。远处转移较为
多见。

嗅神经母细胞瘤:肿瘤发生于鼻腔上部,源于神经脊干细胞的嗅觉细胞。该肿瘤
有20岁和50岁左右两个发病高峰。在20岁左右发病组里局部复发率低而远处转移
率较高;在50岁左右发病组里则相反。肿瘤生长慢,较大时常会累及筛板。临床分期
为三组:A期为肿瘤限于鼻腔;B期肿瘤累及一个或多个副鼻窦和C期肿瘤超出这些

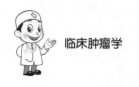

范围。

其他恶性肿瘤还有:成骨肉瘤,淋巴网状细胞肿瘤,恶性纤维组织细胞瘤。

二、临床表现

临床症状的产生随肿瘤的部位,侵犯范围及组织破坏程度不同而有差异。主要分为肿瘤占位产生的挤压堵塞症状和侵犯破坏产生的神经功能障碍两类。

鼻腔癌的临床表现:反复出现血性分泌物和鼻腔肿块可为较早期症状,疼痛亦偶可见于较早期。鼻阻塞为最多见的症状,肿瘤体积较大时出现。由于肿瘤压迫可继发鼻泪管阻塞而致流泪,或合并泪囊炎、额窦炎及上颌窦炎等症状和鼻外形改变及眼球移位

上颌窦癌临床表现:早期较少出现症状。多数病人在就诊时,症状表明已是晚期。面部肿张常是病人最早出现的症状,其次为颅面疼痛,鼻塞。以上三个症状是上颌窦癌最常出现的症状。其他症状:包括鼻衄,脓涕,眼球移位,面部麻木,开口困难,牙齿松动等,甚至出现耳鸣,听力减退等肿瘤侵犯鼻咽部的症状。

筛窦恶性肿瘤临床表现:早期症状少见,可仅有单侧鼻腔少量血性鼻涕。以后肿瘤发展可以出现鼻塞,眼球移位、突眼,复视,视力减退,颅眶疼痛,鼻部变形伴溢泪。

三、诊断

鼻腔和副鼻窦恶性肿瘤的诊断主要依据症状,X线检查、CT扫描、磁共振成像(MRI)等建立临床印象后,再通过活体组织学检查确定。

CT是副鼻窦病变的首选检查方法,常常用以鉴别副鼻窦炎症、良性肿瘤和恶性肿瘤及判断病变累及范围。磁共振成像:能准确显示病变的范围,还可对一些病变作出鉴别,特别是肿瘤和炎症。矢状和冠状面检查能很好地观察向颅内延伸的可疑病变。

上颌窦肿瘤早期可行穿刺细胞学检查。对于大多数病人主要依靠上颌窦开窗探查,既可以取到活体组织,又可以放置橡胶管为放射治疗进行窦腔引流。应用免疫组织化学的方法可以帮助确定嗅神经母细胞瘤的诊断。

四、治疗原则

治疗方式主要以放射与手术结合的综合治疗为主,疗效明显优于单纯放射或单纯手术的疗效。术前放射可以使肿瘤缩小,消灭肿瘤周围的隐性微小病灶,减少手术中肿瘤扩散的可能,从而降低局部复发率。术后放射可以针对肿瘤残留部位放射,放射剂量可以提高,可以增加近距离,组织间插置等放射方法。出于对保留眶内容以及颅

底重要结构的考虑,一般以术前放射为多。上颌窦未分化癌,只需给以单纯放疗。

眶内容的处理原则:眶内容包括眼球,视神经束,眼肌,眶内脂肪等结构。即使已经有顶壁侵犯,在经过术前放射,手术时探查上颌窦顶壁,如果顶壁结构可以随同上颌骨切除,而与眶内软组织没有明显粘连,可以保留眶内容。如果肿瘤明显侵犯顶壁,并且侵犯眶内软组织,此时应切除眶内容。

对于鳞癌,常可以做保留眶底的部分上颌骨切除,眶骨通常能抵抗肿瘤的生长,术中常常只需切除眶骨膜而内容仍可保留。而腺癌累及筛骨时则不能保留眶底。鳞癌或腺癌侵及筛骨时应采取颅颌面入路,以很好地显露和彻底切除。当肿瘤侵及翼突后,治疗较为困难。最好是能够尽量整块彻底切除翼突及累及该区域的肿瘤。

对临床 A 期的嗅神经母细胞瘤可单纯放疗或单纯手术切除。而 B 期嗅神经母细胞瘤则以放疗加手术综合治疗为宜。临床 C 期嗅神经母细胞瘤因常有眶内、前颅凹等部位受侵,应以放疗为主,辅以化疗和手术治疗。

恶性黑色素瘤应以放射治疗加手术切除加术后化疗及生物治疗的综合治疗模式为好。有颈淋巴结转移时,行根治性颈淋巴组织清扫术。

第三节　口咽癌

一、病理类型

口咽部恶性肿瘤以上皮癌占多数。可见鳞癌、腺癌、淋巴瘤。口咽部恶性肿瘤常向口腔及上下咽部侵犯。

二、临床表现

口咽肿瘤初期症状不明显,可有咽部不适及异物感。随肿瘤长大或破溃感染后开始出现咽痛,进食时加重,也可因舌咽神经反射造成耳内痛。如向咽侧侵犯,侵及翼内肌引起张口困难。向上累及鼻咽部,可以造成一侧耳闷、听力减退;舌根部侵犯累及舌神经或舌下神经则半侧舌麻木,伸舌困难。颈淋巴结转移多见,主要在上颈部、下颌角后。

三、诊断

根据病史、体格检查和活检可明确病变性质。CT 检查可以观察肿瘤大小、范围、

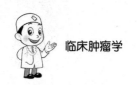

有无咽旁间隙受累、肿瘤与颈动脉的关系及有无骨侵犯,并可以观察到颈淋巴结是否肿大。磁共振成像能从横断面、矢状面和冠状面三个不同方位显示病变及其与周围组织的关系,有利于治疗方按的选择与设计。

四、治疗

由于口咽部分化差的癌及淋巴瘤较多;另一方面,口咽部组织大面积切除后修复困难,造成功能损害,因此口咽部恶性肿瘤的治疗以往以放射治疗为主,较少采用手术治疗,手术可作为放疗失败后的挽救措施。

1. 放射治疗

对早期病例采用放疗,不仅能取得治愈性疗效,且可完整地保留咽部的解剖、生理功能。中、晚期口咽部鳞癌,或对放射不甚敏感的腺癌,可行计划性放射加手术综合治疗方法。

2. 手术治疗

口咽部恶性肿瘤的手术治疗要考虑是手术进路和缺损修复。

手术进路:有口腔手术;舌骨上入路适合于处理舌根正中肿瘤;颈侧入路适合一侧舌根肿瘤(以 2cm 以内为宜),或近下咽侧肿物切除后直接缝合;下颌骨正中切开入路便于处理舌或咽后壁肿物;下颌骨升支切开入路适合于咽侧扁桃体或软腭或舌根或肿瘤切除。此类手术缺损较大,需要修复。

手术后缺损修复:恶性肿瘤根治性手术后应立即一期修复,及早恢复外观及功能。

颈淋巴结的处理:对颈部转移癌 N1,可以放疗控制,N2 者应行放疗加颈淋巴结清扫术的综合治疗。对于颈部尚无可疑转移淋巴结(No)者,给予选择性放疗或择区性颈清扫术。

第四节　耳部及颞骨恶性肿瘤

颞骨恶性肿瘤主要指来源于外耳道和中耳腔的恶性肿瘤。外耳道和中耳腔的恶性肿瘤发病时多有外耳道骨壁和中耳同时受侵,不易区分其外耳道或中耳来源,现在多数文献统称为颞骨恶性肿瘤。

一、流行病

外耳道的恶性肿瘤患者的年龄绝大多数在 50 ~ 60 岁之间,女性多于男性,而来源于中耳的恶性肿瘤患者相对年轻,男女比例相当。儿童颞骨肿瘤多来源于间叶组织,主要是横纹肌肉瘤。

二、病理及分类

鳞状细胞癌最常见,其他还有腺样囊腺癌、腺癌、黑色素瘤、基底细胞癌、横纹肌肉瘤、耵聍腺癌等。目前尚无公认的颞骨恶性肿瘤分期标准。有些作者根据原发灶范围大致分为 3 个期。即:第 1 期肿瘤局限于外耳道;第 2 期肿瘤侵犯到中耳腔或乳突,或导致面神经麻痹;第 3 期为更广泛肿瘤,如侵及岩尖,脑膜或脑组织等。

三、临床表现

最常见的症状为耳道溢液和耳痛,其次为听力减退和面神经麻痹,晚期患者可出现 VII,XI 颅神经症状。淋巴结转移多见于上颈深,腮腺区和耳后淋巴结转移。

四、诊断

临床检查外耳道可见肉芽或质脆易出血的新生物,活检一般可确诊。CT 及 MRI 扫描可确定肿瘤部位和侵犯破坏范围。高分辨 CT 加上"骨窗"重建是目前确定颞骨病变范围的较好方法。MRI 在鉴别正常软组织和肿瘤上优于 CT。

五、治疗

乳突凿开术配合以计划性放疗,是治疗颞骨鳞癌的有效方法。

放射治疗:单纯放射治疗适用于早期的外耳道或中耳,乳突癌,对晚期病灶或手术后复发者,放射治疗能提供有效的姑息结果,可抑制肿瘤扩展,且可起到肿瘤止痛的效果。

乳突凿开术:适应症为外耳道骨质有破坏的外耳道癌或中耳癌,是目前实际上采用最多的手术式式。单纯应用乳突凿开术对稍晚期的肿瘤无根治效果,宜配合应用术前或(和)术后放疗。当怀疑有淋巴结转移时,还应行腮腺腺叶切除,耳前后淋巴结切除及颈淋巴结清扫术。颞骨次全切除术及颞骨全切除术:适应于中耳和乳突受侵的颞骨癌。同样宜配合应用术前或(和)术后放疗。

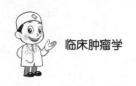

第五节　口腔恶性肿瘤

一、发病率及流行病学

口腔恶性肿瘤,包括唇、颊黏膜、舌前 2/3、硬腭、牙龈及口底。鳞癌为最常见。口腔癌依次好发顺序为舌、牙龈、唇、腭、颊黏膜、口底。

二、病因

与口腔癌发病有关的主要因素有以下几种:烟酒嗜好;紫外线与电离辐射;慢性刺激与损伤;生物性因素;癌前病变。

三、病理

口腔癌的主要病理类型为鳞状细胞癌,少数为来自小涎腺腺上皮的癌。此外,口腔黏膜也可发生恶性黑色素瘤,多见于牙龈、硬腭、颊黏膜等处。

(一)舌癌

多发生于舌侧缘,其次为舌背,舌尖少见。舌癌一般较早侵及肌层,生长较快,舌侧缘发生的癌常向舌腭弓发展,舌腹部癌可直接侵犯口底,晚期舌体、舌根、口底肌肉融合固定,与口底癌不易鉴别。

(二)牙龈癌

下牙龈癌较上牙龈癌多见,双尖牙区及磨牙区、唇颊沟处好发,前牙区少见。下牙龈癌多向唇颊侧扩展,沿骨膜向深部浸润,较易侵及牙槽骨而引起牙齿松动、脱落,进而累及下颌骨。病变向后扩展,可累及磨牙后三角、舌腭弓、颞下窝;向舌侧扩展可累及口底;向外侧扩展可侵及肌肉、皮肤。上牙龈癌向上扩展可侵及上颌窦,向内侵致腭部,向后侵及颞下窝、翼腭窝。

(三)唇癌

多发生于唇之一侧中外 1/3 处,下唇较上唇多见。生长较缓慢,以外突型为主,亦可表现为溃疡型。晚期可侵及全唇并向颊部、肌层、口腔前庭沟,甚至侵犯颌骨。

(四)硬腭癌

常先起于一侧,迅速向牙龈侧及对侧蔓延。多呈外突型,也可随中心坏死脱落而表现为溃疡型。由于腭黏膜与腭骨膜紧贴,故易早期侵犯腭骨,进而向上侵及鼻腔、上颌窦;向外侵及牙槽突,向后侵及软腭。

（五）颊黏膜癌

后颊咬颌线区多发,多为溃疡型伴深部浸润,易穿透颊肌及皮肤。向上下扩展可累及牙龈、牙槽突;向前累及唇;向后侵及口咽及颞下窝。

（六）口底癌

多发生于舌系带两侧的前口底,易向对侧或牙龈侵犯,向外可侵及下颌骨舌侧骨板;向深部侵及舌下腺、口底肌;向内侵犯舌。晚期可致舌固定。

1. 临床表现

病变发展较快,主要症状为肿块、烧灼不适、溃烂、疼痛、语言进食不便,疼痛可向耳部放射。晚期可外侵至下颌骨口咽等处。颈淋巴结转移多见于颌下及颈深上淋巴结转移。

2. 诊断

根据病史、检查、活检病理证实并不困难。

3. 治疗

口腔癌的治疗:除较早期及未分化癌外,应以外科手术治疗为主,或采用以外科为主的综合方法。

（1）外科治疗

原发灶的扩大切除,如果缺损较大时应进行修复。如已有颈淋巴结转移,须行颈清扫术;对于颈部 N0 患者,除唇癌外和硬腭癌,由于隐匿转移发生率较高,应做肩胛舌骨上清扫术,或颈部预防性放射治疗。

（2）放射治疗

单纯放射治疗:应用于较小的局限于黏膜、无骨受侵的早期病变。对于局部病变较晚及伴有淋巴结转移和深部肌肉的侵犯病例,常用放疗加手术综合治疗。较常用的是术前放疗＋手术。

第六节 喉癌

一、应用解剖及生物学行为

喉解剖上分三个部分,即:声门上、声门及声门下。喉癌按其原发部位分三型声门

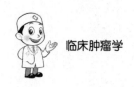

上,声门和声门下型。喉的淋巴系统和喉内的分隔是部分喉手术的主要依据。喉内淋巴管在声门上较粗,且多层分布;在声带上淋巴管细而稀,呈单层。喉内淋巴管分浅层与深层,浅层淋巴管在全喉相通,深层淋巴管则有间隔,左右喉不相通,声门上与声门不相通。这一解剖特点决定喉内肿瘤在生长的一定时期内局限于一个分隔;也为部分喉手术提供解剖基础。声门下环状软骨部的血管和淋巴管为全周性交通,因此,声门下喉癌发展后易于呈全周性生长。

声门上癌:包括发生在会厌喉面、室带、喉室、杓状软骨及杓会厌皱襞的癌。会厌喉面肿瘤可经会厌软骨小孔或沿会厌茎两侧侵入会厌前间隙及会厌谷。发生在会厌喉侧舌骨上部的癌,可破坏软骨,造成会厌缺损。室带癌的发生率仅次于会厌癌,易向深部浸润,累及梨状窝内侧壁,或向侧方累及杓会厌皱襞,而使声带活动受限。喉室癌早期不易发现,向上、下扩展侵犯室带及声带,向上扩展可造成室带膨隆,室带表面黏膜正常,临床医生取活检常得不到阳性结果。向外扩展侵入声门旁间隙,穿破甲状软骨而累及梨状窝。杓会厌皱襞癌主要向侧方扩展而侵入梨状窝,向前累及会厌软骨。

声门区癌:多发生于声带,称声带癌。前联合癌及后联合癌少见。声门区癌一般较长时间局限于原发部位,病变沿声带向前扩展,常侵犯前联合及对侧声带。向深部浸润,甲杓肌或杓状软骨受侵后,出现声带活动受限或固定。前联合韧带附着于甲状软骨,此处无软骨膜,所以到达此处的癌瘤常沿韧带穿破甲状软骨前缘而侵至颈部皮下。向下方可穿破弹力圆锥而到声门下。喉室是个天然屏障,对肿瘤扩展起阻碍作用。声门上医肿瘤向下发展不易直接越过喉室而侵犯声带,都是向前联合或后联合发展而逐渐侵犯声带,反之声带癌也如此,声带癌以向声门下发展较多。

转移:①淋巴道转移:喉癌的颈淋巴结转移,除与肿瘤的大小、病理的分化程度有关外,还与癌发生的解剖部位有关。声门上区淋巴组织丰富,患者就诊时癌转移率为20% ~ 50%,多转移至上颈深淋巴结。声带癌淋巴结转移占4% ~ 10%,多转移至气管前、气管旁或中颈深淋巴结。声门下癌转移率为10%左右,多转移至气管旁或颈内静脉中、下区淋巴结。②远地转移:尸检发现30%有远地转移,以肺为最多,其次为纵隔淋巴结、肝及骨骼等。

二、临床诊断

症状与体征:喉癌患者主要因以下症状就诊:声哑(声带或室带受侵)、咽部不适(吞咽不适,咽部阻挡感,食后咽部异物感——声门上病变)、或颈部肿物。喉内出血或呼吸困难为后期症状。患病时间多在一年以内,如果患者有长期声哑症状,可能有黏膜白斑或重度增生等癌前病变。

声门上癌:早期仅有咽喉部不适感或异物感,进一步发展,出现溃疡合并感染,出现疼痛。疼痛可向同侧头部及耳部放射,为迷走神经反射性疼痛。如侵犯室带及声带会出现声音嘶哑。晚期时才会出现呼吸困难。声门上癌常伴有颈部淋巴结肿大,有的病人可能以淋巴结肿大来就诊,间接喉镜检查常可发现喉内病变。

声门癌:声音嘶哑是其首发症状,持续存在且逐渐加重。这也是声门癌容易早期发现的原因,病人因声音嘶哑而及时就医。进一步发展会出现呼吸困难。

声门下癌:因位于声门下区病变早期时无症状,一旦出现声音嘶哑及呼吸困难已不是早期,但病人常以这些症状来就诊,这也是声门下区癌治疗效果差的原因之一。

用喉镜(间接喉镜、光导纤维喉镜)检查即可看见病变,增生、菜花状、溃疡。观察声带活动情况及肿瘤侵犯范围,观察肿瘤是否已超越杓会皱襞;是否已侵及会厌谷、梨状窝或环后部。颈部触诊,检查喉软骨气管外形是否完整,左右推动喉有无固定。喉癌的颈淋巴结转移主要位于颈内静脉上颈及中颈部。

三、诊断

根据病史、体格检查,纤维镜检查和活检可明确病变的范围与性质。

四、治疗

(一)声门癌

T1-2病变:无论单纯放射治疗或单纯手术均可治愈,但常首选放射治疗,以保持良好的发音功能。放射治疗失败时,再行挽救性手术。T3病变:一般宜选择手术。T4病变:一般以手术为主,可考虑加术前放疗或术后放疗。

(二)声门上区癌

T1和T2表浅、外突型、无颈淋巴结转移的病变,手术和放射治疗的疗效相同,因此可首选放射治疗。对于较晚期的、已侵犯深层的溃疡型和有广泛淋巴结转移的病变,则应考虑喉切除和颈淋巴结清扫术,手术前后可酌情加术前放疗和或术后放疗。

(三)声门下区癌

声门下区癌一般发现时病期已经较晚,应行手术治疗,放射治疗只不过起到辅助手术的作用。照射晚期的声门下区癌时,照射野应包括锁骨上区和上纵隔淋巴结(气管前和气管旁淋巴结)。

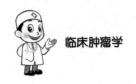

（四）喉癌手术治疗

1.声门上型喉癌的手术治疗

喉声门上水平部分切除术。适应证：会厌癌，喉面或舌面（T1）；会厌室带癌（T2）；会厌癌，侵及舌根或梨状窝内壁黏膜（T2）；声门上喉癌，侵及会厌前间隙（T3）。

2.喉声门上水平垂直部分切除术

适应证：声门上型喉癌 T2，肿瘤从声门上侵及声门，杓状软骨活动良好。T3 声门上型喉癌，杓状软骨固定，会厌前间隙受侵；对侧声带及杓状软骨正常，或对侧前联合稍受侵。

3.声门型喉癌的手术治疗

激光治疗，适应症：声带癌前病变，原位癌，喉癌声门型 T1a，前联合及声带突没有受侵。部分声门型 T2，仅有室带轻度受累，无声带活动受限。

喉裂开，声带切除术，适应症：声门型癌 T1a。

喉垂直部分切除术，适应证：声门型喉癌 T2，侵及喉室或室带。或声门上型喉癌 T2，室带原发向下侵犯声门，会厌及杓会皱襞无肿瘤。

4.喉环状软骨上部分切除术

（1）环状软骨 – 舌骨固定术（CHP）

适应证：应用于声门上型喉癌。声门上型喉癌累及声门区，侵犯前联合或对侧声带（T2）；会厌前间隙受侵犯（T3）；单侧声带活动受限或固定而杓状软骨未固定（T3）；侵犯甲状软骨（外侧软骨膜完好）（T4）。

禁忌证：杓状软骨固定，环状软骨受侵犯，会厌前间隙肿瘤侵犯突破甲舌膜，舌根或舌骨受侵犯，甲状软骨外侧软骨膜侵犯至喉外，呼吸功能不全，高龄患者不宜行喉部分切除术者。

（2）环状软骨 – 舌骨 – 会厌固定术（CHEP）

适应证：应用于声门型喉癌。T1b、T2 声门癌，侵犯室带、前联合或对侧声带；局限的 T1 喉室癌；一侧声带固定的声门癌（T3）；T4 声门癌限于甲状软骨受侵犯（外侧软骨膜完好）。

禁忌证：SCPL – CHEP 禁忌证同 SCPL – CHP，但因术中需保留大部分的会厌，故会厌前间隙侵犯亦列为禁忌。

5.喉近全切除术

利用键侧残存的喉黏膜和活动的杓状软骨，做成气管——喉发声通道，使一部分无法做喉部分切除术的喉癌患者，获得良好的发声功能，避免进食呛咳。这一手术已不是喉部分切除术,因为其目的是保存发声,呼吸功能消失,颈部终身带管。适应证:适应于喉癌,声门型或声门上型。

6. 喉全切除术

喉全切除术适用于喉内已全部被肿瘤所侵、或已侵及临近组织。手术需切除喉的全部软骨及其软组织。根据肿瘤外侵的部位,尚可同时切除部分舌根、梨状窝或部分下咽或部分颈段食管;如有声门下侵犯,可切除颈段气管;如肿瘤已穿出软骨,或在环甲膜处外侵,尚需切除同侧带状肌及甲状腺。声门上肿瘤常侵犯会厌前间隙,为保证这一间隙组织完整切除,需将舌骨体或全舌骨一并切除。适应证:①喉癌,不论声门上型、声门型或声门下型,肿瘤已扩展至全部喉组织,声带固定(T3);②肿瘤破坏喉软骨,侵及喉外(T4);③放疗或喉部分切除术后复发;④喉周围组织癌(下咽、颈段食管、舌根、甲状腺),已侵及喉组织。

7. 预后

喉癌预后较好,影响预后的因素如下:

部位。以声门型喉癌疗效最好,声门上型及声门下型易出现淋巴结转移,且发现较晚,影响治愈。

局部病变范围的大小。愈早期疗效愈好。

是否有颈淋巴结转移。无颈淋巴结转移的 5 年生存率为 55.6%,有转移的 5 年生存率为 38.5%。

早期诊断、早期治疗,而且是有效的、恰当的治疗是提高治愈率的关键。T1 病变放疗、手术其疗效均好。但晚期病例单纯放疗的治愈率远不如手术。如治疗手段不恰当,延误了病情,其预后较差。

9. 喉全切除术后语言恢复

目前常用的语言恢复方法有以下几种:食管发声、气管食管造瘘术、人工喉、电子喉。所有现用方法都有成功率,大约在 80% 左右。使患者结合本人愿望和精神体格特点,应用不同方法,恢复语言。

第七节　喉咽及颈段食管癌

一、病理

喉咽及颈段食管癌 95% 以上为鳞状上皮癌,其他恶性肿瘤如腺癌或肉瘤少见。

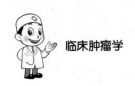

肿瘤向上可侵及口咽部,或侵入喉内,造成一侧声带固定。肿瘤向外可经甲状软骨或经环甲膜侵入甲状腺及颈部软组织。向下发展可侵入颈段食管。肿瘤较少向后发展,侵及椎前筋膜或肌肉。食管癌患者就诊时大多已侵及肌层,颈段食管癌可侵及气管膜部,喉返神经及甲状腺。喉咽癌患者颈淋巴结转移率高,颈段食管癌易转移至上纵隔及锁骨上区淋巴结。

二、临床表现

咽部异物感,进食后常觉下咽不净,可持续数月或数年。吞咽疼痛,可反射至耳部。

进食阻挡甚至困难。声音嘶哑,有时伴有呼吸困难。咳嗽,咳血或进食呛咳。颈部肿块,约1/3患者因颈部肿块就诊,原发处症状轻微,因而误诊。

三、诊断

1. 咽喉检查

患者有以上症状时除检查口咽部外,应使用间接喉镜,详细观察下咽及喉。

2. 影像学检查

用碘油或钡剂作下咽食管对比造影,可以看到充盈缺损,黏膜异常。

计算机体层摄影及磁共振成像术(CT及MRI)CT可以确定肿瘤范围及颈淋巴结情况。MRI可以在立体三个层次看到肿瘤浸润范围及与正常组织界限。MRI有可能发现咽后淋巴结肿大。

3. 活组织检查及细胞学检查

在表面麻醉下,用间接喉镜或光导纤维内镜明视下,取小块肿瘤组织送病理诊断。

四、治疗

喉咽或颈段食管癌的治疗,对Ⅰ期患者,可以采用放射治疗,Ⅱ期以上放疗控制机会下降,应主要用手术治疗,Ⅲ、Ⅳ期患者宜加用术前或术后放疗。

（一）放射治疗

下咽癌单纯放疗的效果不甚理想,但早期表浅型癌(T1N0或T2N0),或局限于梨状窝区的癌可采用根治性放疗。对中,晚期颈段食管癌以术前放疗与手术相结合的综合治疗为常用手段。

（二）手术治疗

喉咽或颈段食管癌各分区手术治疗方法不同。

1. 梨状窝肿瘤

梨状窝切除术适于肿瘤位于梨状窝内壁或外壁的梨状窝早期癌,或已经侵犯部分咽后壁的梨状窝外侧壁癌。手术适应症:梨状窝肿瘤,一侧喉固定,杓状软骨黏膜无肿瘤,无环后受侵。手术禁忌症:梨状窝尖部受侵,环后受侵,会厌前间隙受侵;全喉切除或近全喉切除术,对于喉内组织侵犯较多的 T3 或已侵至颈部的 T4 病变,宜作全喉切除。梨状窝癌在切除原发灶时,常需切除患侧甲状腺,以保证彻底病灶或气管旁转移淋巴结。同时应进行侧颈局限性颈清扫术。

2. 咽后壁肿瘤

咽后壁切除术,适应症:肿瘤位于下咽后壁或后外侧壁,下界在食管入口上方的局限的下咽后壁癌或梨状窝癌侵犯咽后壁。手术禁忌症:肿瘤侵犯梨状窝的前壁或内壁,喉受侵,食管受侵,椎前受侵。

3. 环后区癌

环后区肿瘤大多与颈段食管癌同时存在,很难明确何处原发,需要手术切除全下咽全喉及部分或全食管,在选择性的病例,如果气管壁及至少有一侧半喉正常,也可行近全喉切除,以保留发音功能。同时又能防止胃内容物误吸。需要修复手段重建咽与下消化道之间的通路。

4. 全下咽全喉部分食管或全食管切除

手术适应症:下咽癌侵犯食管入口及食管,颈段食管癌侵犯下咽。修复的方法有:游离空肠移植重建,主要适用于侵犯颈段食管的下咽癌病例。胃上提咽胃吻合术不保留喉时,一般采用咽胃吻合术;带血管蒂结肠代食管术,主要适用于不适和用胃代替食管的病例(如胃已经有严重疾患,或者已行胃大部切除病例,以及保留喉进行环后吻合的病例)。

5. 如有颈淋巴结转移,应做颈清扫术

对尚无肿大淋巴结而原发灶较晚者,给予术前放疗,并行一侧或双侧局限性颈清扫。

第八节　甲状腺癌

一、病理

甲状腺癌分为乳头状腺癌、滤泡状腺癌、髓样癌和甲状腺未分化癌。乳头状甲状

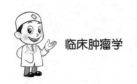

腺癌,最为多见,约占70%;滤泡状腺癌次之,约占15%~20%;髓样癌和甲状腺未分化癌各占5%。乳头状腺癌易于较早地向局部和区域性淋巴结转移,但血行转移则较晚。滤泡状甲状腺癌局部淋巴结转移少见,但具易于血行转移,多转移至肺、扁平骨、脑、肝和皮肤。髓样癌起源于甲状腺滤泡旁细胞,主要分泌降钙素和产生淀粉样物质颈部淋巴结转移多见,晚期发生血行转移,主要转移至肺。甲状腺未分化癌是一组高度恶性的肿瘤,常常伴有淋巴结和血行转移,但由于肿瘤生长迅速,致死原因常为局部肿瘤压迫气管和食管。

二、临床表现

甲状腺癌有时表现为单个结节状肿物,与良性病变十分相似;有时则表现为浸润性生长的坚硬肿块。若肿瘤生长极为迅速,则未分化癌的可能性大。甲状腺髓样癌有时伴有长期腹泻。有时患者以颈部淋巴结肿大就诊。肿瘤向外侵犯还可出现声音嘶哑、呼吸困难等症状。

三、诊断

儿童的单发结节中50%为恶性;甲状腺扫描癌"冷结节",但大多数"冷"结节是腺样囊肿,所有这种检查对确诊帮助不大;超声波检查对鉴别结节为实性或囊性有帮助;细针穿刺活检,目前已广泛地用于诊断甲状腺结节。甲状腺髓样癌分泌降钙素,可以作为检查有无肿瘤残余或复发的标志物。

四、治疗

甲状腺癌除未分化癌外,对放疗和化疗不敏感,主要用手术治疗。可采用腺叶加峡部切除术加中心区淋巴结清扫,乳头状腺癌和滤泡状腺癌术后应服用甲状腺素。已经有远处转移的乳头状腺癌和滤泡状腺癌可行全甲状腺切除后行同位素治疗。已经有淋巴结转移的应行颈部淋巴结清扫,对于N0的患者可以观察。未分化癌很少治愈,多为姑息性治疗。只将气管前的巨大肿块切除,以保持患者的气道通畅,术后试行放疗。

五、预后

乳头状和滤泡状甲状腺癌预后较好。对预后有利的条件为年龄不超过40岁、女性、和组织病理为乳头型甲状腺癌。颈淋巴结转移不影响预后,高危险因素包括年龄超过45岁,肿瘤大于4cm和包膜受侵。乳头状甲状腺癌的5年生存率为80%~90%,滤泡状的为50%~70%,髓样癌30%~40%,而未分化癌则低于5%。

第九节　颈淋巴结转移癌

一、应用解剖

颈淋巴结可分浅层与深层两组。通常浅层淋巴结很少有肿瘤转移,淋巴结原发性及转移性肿瘤多见于深层淋巴结。颈深淋巴结在颈深浅层与颈深深层筋膜之间,椎前筋膜后无淋巴结。颈部淋巴结分区划分规定如下。第一区,包括颏下区及颌下区淋巴结;第二区,为颈内静脉淋巴结上组;第三区,为颈内静脉淋巴结中组;第四区,为颈内静脉淋巴结下组;第五区,为枕后三角区或称副神经淋巴链;第六区,为内脏周围或前区淋巴结,包括环甲膜淋巴结、气管及甲状腺前淋巴结、气管食管间淋巴结(沿喉返神经)。咽后淋巴结也属这一组,这一区两侧界为颈总动脉,上界为舌骨,下界为胸骨上窝。

二、诊断

影像学诊断:B 超声诊断,CT 或 MRI 检查发现颈部淋巴结的准确率明显优于临床触诊,可以检出 50%～70% 由临床漏诊的隐匿性转移淋巴结。

穿刺活检与切取活检。

目前细针穿刺细胞学检查阳性率较高,应首选应用。上呼吸道消化道内腔镜检查鼻咽、口咽、下咽常规内腔镜检查应用于原发不明颈部转移癌患者,检查原发灶。单独下颈部或锁骨上转移癌(绝大多数在左侧锁骨上)应注意锁骨下的胸、腹、盆腔、下肢等原发灶的转移。

三、治疗

(一)放射治疗

放疗的适应症:对于原发灶采用放疗的 N1 期(1～3cm)或分化差的癌,病人年龄大,一般情况差者,或拒绝手术,可考虑进行单纯放疗,放疗后残存灶作挽救性手术;原发灶不明(隐性原发灶)的颈部转移性癌,一方面治疗颈部转移病变,同时也可能消灭隐性原发病变;N2～N3 期,或病理证实颈部多区或多个淋巴结转移,肿瘤侵透淋巴结包膜,手术安全界不够或残存,加放疗可明显提高局部控制率;肿瘤较大、固定,手术切除困难者,先放疗,如果肿瘤缩小,争取外科手术,否则行姑息性单纯放疗。

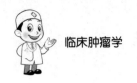

（二）手术治疗

无临床可确诊的淋巴结转移时,一般采用分区性颈清扫术式;有临床可确诊的淋巴结转移时多采用根治性或改良性颈清扫术。颈清扫术归纳为4类:根治性(经典性)颈清扫术－全颈清扫术(Ⅰ～Ⅴ区)。改良性颈清扫术－为全颈清扫术。但保留以下一个或一个以上的结构:胸锁乳突肌、颈内静脉或副神经。分区性(局限性)颈清扫术,与全颈清扫术比较,保留一个或更多分区不做的颈清扫,可分为4个亚类:

肩胛舌骨肌上清扫术(Ⅰ～Ⅲ区)。适用于口腔或口咽肿瘤N0或N1病例。

侧颈清扫术(Ⅱ～Ⅳ区)。适用于喉癌和下咽癌N0～N1病例。

前颈清扫术(Ⅵ区)。除甲状腺癌N0以外,通常不单独使用。

后侧颈清扫术(Ⅱ～Ⅴ区)。用于颈后头皮癌等颈转移,同时清扫枕部及耳后淋巴结。

扩大根治性颈清扫术手术超出原常规颈清扫范围,包括平常不清扫的淋巴结如上纵隔淋巴结,及其他软组织切除,如颈总动脉切除等。

（三）颈淋巴结清扫术的适应证

头颈部原发灶属于易于有潜在淋巴结转移的病例,如舌癌、声门上型喉癌等,虽无临床淋巴结转移癌(N0),仍可考虑做分区性颈清扫手术。头颈部恶性肿瘤,一侧或双侧颈部有转移淋巴结(N1-2),原发灶可以手术或放疗控制者;对N3病例及转移淋巴结已有固定者,除颈部手术外,应考虑加用放疗或化疗;颈部转移癌(转移癌先出现在上中颈部,病理为鳞癌或腺癌),原发不明,可能为头颈部原发。可以做颈清扫手术。配以放疗、化疗。治疗后密切观察原发灶出现的可能性。头颈部原发肿瘤,放疗后颈部残存或复发,原发灶已控制或可控制者。甲状腺乳头状腺癌或滤泡状腺癌,有颈部及全身转移,计划用核素治疗者。

第十节　脊索瘤

脊索瘤起源于胚胎残留的脊索组织。在胚胎期间,脊索上端分布于颅底的蝶骨和枕骨,部分达到颅内面,并与蝶鞍上方的硬脑膜相衔接,在枕骨部分可达该骨之下面(即舌咽面),一部分亦可位于颅底骨和咽壁之间。脊索的下端分布于骶尾部的中央及中央旁等部位。因此脊索瘤好发于这些部位,尤以颅底蝶枕部和骶尾部为最多见,脊柱型者次之。

一、疾病分类

(一)普通型

又称典型型,最常见,占总数80%～85%。瘤内无软骨或其他间充质成分。多见于40～50岁患者,20岁者少见。无性别差异。在病理上可有几种生长方式,但片状生长为其特征,由空泡状上皮细胞和黏液基质组成。细胞角蛋白和上皮膜抗原的免疫染色阳性,电镜见核粒。这些特征有助于本病与软骨肉瘤区别,后者免疫染色阴性,电镜无核粒。

软骨样脊索瘤。占脊索瘤的5%～15%。其镜下特点除上述典型所见外,尚含有多少不等的透明软骨样区域。虽然有些作者通过电镜观察后将其归类为低度恶性的软骨肉瘤,但是大量的免疫组化研究却发现软骨样脊索瘤的上皮性标记抗原呈阳性反应。本型发病年龄较轻,过去认为其预后普遍较普通型好,现在认为两者预后差不多。

(二)间质型

又称非典型型,占脊索瘤的10%,含普通型成分和恶性间充质成分,镜下表现为肿瘤增殖活跃,黏液含量显著减少并可见到核分裂象。少数肿瘤可经血流转移和蛛网膜下腔种植性播散。本型可继发于普通型放疗后或恶变。常在诊断后6～12个月死亡。

二、发病原因

当胎儿发育至3个月的时候脊索开始退化和消失,仅在椎间盘内残留,即所谓的髓核。如果脊索的胚胎残留在上述部位滞留到出生后,可逐渐演变成肿瘤。

三、发病机制

关于脊索瘤发病机制的研究尚在探索阶段,近年来,随着人类DNA序列图谱的构建可以通过DNA分子的分析来识别特定基因组区域的丢失或扩增。目前报道的脊索瘤的染色体缺失与变异主要在lq36及7q33。

四、病理生理

镜下可见典型的脊索瘤由上皮样细胞所组成,细胞胞体大,多边形,因胞质内含有大量空泡,可呈黏液染色故称囊泡细胞或空泡细胞,细胞核小,分裂象少见,胞质内空泡有时合并后将细胞核推至一旁,故又称为"印戒细胞"。有些地方细胞的界限消失,形成黏液状合体。大量空泡细胞和黏液形成是本病的病理形态特点。

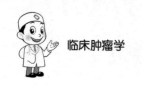

五、临床表现

颅内脊索瘤为良性肿瘤,生长缓慢,病程较长,平均可在 3 年以上。头痛为最常见的症状,约70%的病人有头痛,有时在就医前即已头痛数年,常为全头痛,也可向后枕部或颈部扩展。头痛性质呈持续性钝痛,一天中无显著变化。如有颅内压增高则势必加重,脊索瘤的头痛与缓慢持久的颅底骨浸润有关,头痛也可再发。

颅内脊索瘤的临床表现可因肿瘤部位和肿瘤的发展方向而有所不同。

鞍部脊索瘤:垂体功能低下主要表现在阳萎、闭经、身体发胖等。视神经受压产生原发性视神经萎缩,视力减退以及双颞侧偏盲等。

鞍旁部脊索瘤:主要表现在Ⅲ、Ⅳ、Ⅵ脑神经麻痹,其中,以外展受累较为多见,这可能因为展神经行程过长,另外,展神经的近端常是肿瘤的起源部位,以致其发生率较高。一般均潜在缓慢进展,甚至要经 1～2 年。脑神经麻痹可为双侧,但常为单侧,难以理解的是往往在左侧。

斜坡部脊索瘤:主要表现为脑干受压症状,即步行障碍,锥体束征。第Ⅵ、Ⅶ脑神经障碍,其中双侧展神经损害为其特征。

广泛型:病变范围广泛,超出以上某一类型,甚至延伸至颅底移位区域,据有以上相关类型的临床症状和影像学表现。

并发症:由于肿瘤发生于颅底,可引起交通性脑积水。如肿瘤向桥小脑角发展,则出现听觉障碍、耳鸣、眩晕。脊索瘤起源于鼻咽壁近处,常突到鼻咽或浸润一个或更多的鼻旁窦。引起鼻不能通气、阻塞、疼痛,常见有脓性或血性鼻分泌物,也因机械性阻塞、致吞咽困难,鼻咽症状常在神经受累之前出现,必须切记查看鼻咽腔有 13%～33%的机会看到肿块。

六、诊断及鉴别诊断

成年患者有长期头痛病史并出现一侧展神经麻痹者,应考虑到脊索瘤的可能,但确定诊断尚需借助 X 线、CT 和 MRI 等影像学检查。

脊索瘤应与脑膜瘤相鉴别。同部位脑膜瘤可引起局部骨质受压变薄或骨质增生,而少有溶骨性变化。DSA 常见脑膜供血动脉增粗,有明显的肿瘤染色。

如脊索瘤向后颅窝生长应与桥小脑角的听神经瘤作鉴别。听神经瘤在颅骨平片和 CT 上主要表现为内听道的扩大和岩骨嵴的吸收。MRI 常有助于鉴别诊断。

鞍区部位的脊索瘤需与垂体腺瘤和颅咽管瘤相鉴别。后两者多不引起广泛的颅底骨质的破坏,垂体瘤在影像学上一般表现为蝶鞍受累扩大,鞍底变深,骨质吸收。颅咽管瘤 CT 上可见囊壁有弧线状或蛋壳样钙化,通常不引起邻近骨破坏,且两者脑神经损害多局限于视神经,而脊索瘤多表现为以展神经障碍为主的多脑神经损害,影像学上多见颅底骨质溶骨性改变和瘤内斑点状或片状钙化。

向下长入鼻咽部的脊索瘤因其临床表现和 X 线检查特征与向颅底转移的鼻咽癌相似,鉴别诊断主要依靠鼻咽部的穿刺活检。

七、治疗

1. 手术治疗

脊索瘤解剖位置深在,手术暴露困难,加之起病隐匿,病程较长,病人来诊时肿瘤已经广泛侵犯颅底,因此手术难度较大。由于脊索瘤对放射线不敏感,常规放疗通常只起到姑息性治疗的作用,放射外科的长期疗效仍不明确,因此,内镜下经鼻和(或)口入路的颅底外科手术仍是本病的最主要治疗方法。

2. 常规放射治疗

是外科治疗的辅助治疗。

3. 放射外科治疗

包括 γ – 刀、质子刀和 X – 刀等。特别是质子刀可采用大剂量分割治疗,综合放射外科和常规放疗的优点,显示了安全性和有效性,适用于手术后神经血管重要区域的残余肿瘤。

4. 其他治疗

包括热疗、90Y 局部埋藏治疗及化疗等,但疗效不肯定。

5. 药物治疗

化疗药物一直被认为对脊索瘤没有明显的治疗作用;近年来,国外有文献报道将靶向药物应用于脊索瘤的治疗中。靶向治疗用于脊索瘤可能有很好的治疗前景。

八、疾病预后

颅底脊索瘤是少见的骨性肿瘤,它在组织学上属于良性肿瘤,但具有以下恶性特征:位置深在,容易侵犯颅脑及重要神经血管;浸润性生长,多数无明显包膜;偶可发生转移;不易彻底切除,术后复发接近 100%;患者多于确诊后数年死亡。因而一旦确诊颅底脊索瘤,即应按照恶性肿瘤对待。

国内外早期报道中颅底脊索瘤的生存率普遍偏低,5 年生存率维持在 30% ～ 40%。近几年,国内外的相关报道逐渐增多,颅底脊索瘤的术后生存率有明显提高,5 年生存率维持在 60% ～ 70%。

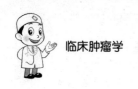

第四章　胸部肿瘤

第一节　肺癌

流行病学研究显示:无论从发病还是死亡病例来看,肺癌均为全球首位的癌症。近年来,由于有计划、合理地综合应用现有的几种治疗手段,肺癌的有些亚型的治愈率有所提高,晚期疾病的生存期也有所延长。

一、病因学

吸烟是肺癌最主要的致病因素。90%以上的肺癌是由于主动吸烟或被动吸"二手"烟所致。吸烟指数(每天吸烟支数×吸烟年数)大于400者为肺癌的高危人群。

工业接触石棉、砷、铀、镍、铬均是肺癌致病的危险因素。

大气污染包括室外空气污染和室内空气污染。工业废气和汽车尾气含有致癌物质,尤以苯并芘的致癌作用最明显。室内装饰材料如甲醛和氡气也可能是肺癌发生的危险因素。

癌基因和抑癌基因 p53 基因突变被认为同肺癌的发生有关,同肺癌发生有关的基因包括 ras、myc、Rb 等。

二、病理学

1. 大体分型

根据肿瘤的发生部位,肺癌的病理大体分型

中央型:肿瘤发生在段支气管开口以上的支气管者。

周围型:肿瘤发生在段支气管开口以下的支气管。

2.组织学分类

WHO 将肺癌的组织学表现

鳞状细胞癌:简称鳞癌,约占所有肺癌的 30% ~35%,鳞癌以中央型肺癌为主,周围型的鳞癌较少。

腺癌:约占 35% ~40%,包括腺泡状腺癌、乳头状腺癌和细支气管 – 肺泡细胞癌 3 个亚型。腺癌既可以是中央型,也可以是周围型,以后者稍多。

大细胞癌:约占 10%,包括巨细胞癌和透明细胞癌两个亚型。

腺鳞癌:为一种具有鳞癌、腺癌两种成分的癌。

小细胞癌:占 20% ~25%,包括燕麦细胞癌、中间细胞癌和混合燕麦细胞癌 3 个亚型。此型肺癌的生物学特性是恶性程度高,容易发生转移。

其他类型的肺癌还有支气管腺癌、类癌、癌肉瘤等,均较少见。

3.肺癌的分类

根据肺癌的生物学特性和治疗方法的不同,肺癌分两大类:

小细胞肺癌:占所有肺癌的 20% ~25%,治疗需采取以化学治疗为主的综合治疗。

非小细胞肺癌:除了小细胞癌以外的所有类型的肺癌,占所有肺癌的 75% ~80%。治疗多采用以手术治疗为主的综合治疗方法。

三、临床表现

1.肿瘤所引起的局部和全身症状

咳嗽:为肺癌最常见的症状,多为刺激性干咳,无痰或少许白色黏液痰。

血痰:为肺癌最典型的症状,多为血丝痰或痰中带血。血痰是癌瘤侵犯了支气管黏膜微细血管所致,常混有脱落的癌细胞,痰细胞学检查阳性率高。

胸闷胸痛:早期仅表现为轻度的胸闷,当癌瘤累及壁层胸膜或直接侵犯胸壁时,可引起该部位恒定的持续性疼痛。

气促:肿瘤堵塞支气管引起阻塞性肺炎或肺不张是肺癌气促的原因之一,肺癌胸膜播散所致的恶性胸水也是气促的原因。另外,弥漫性肺泡癌导致肺间质病变,可引起换气不足性的气促,严重者可引起难于治疗的呼吸困难。

发热:阻塞性肺炎是肺癌发热的主要原因。这种发热的特点是迁延反复,时好时坏,难于治愈。另外,发热也可为癌性毒素或骨髓转移所致。

非特异性全身症状:食欲不振、体重减轻、晚期出现恶病质等。肺癌的症状学没有

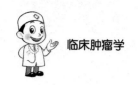

特异性,与许多呼吸系统的疾病的临床表现近似。因此,依靠症状学来诊断肺癌,关键在于对肺癌的警惕性。凡是超过两周经治不愈的呼吸道症状,要高度警惕肺癌存在的可能性。

2.肺癌外侵与转移的症状

上腔静脉阻塞综合征:肺癌直接侵犯或右上纵隔淋巴结转移压迫上腔静脉所致,表现为头颈部甚至双上肢水肿,颈部和上胸部静脉怒张、毛细血管扩张等。有5%~10%的肺癌患者以此为首发症状就诊。

Horner综合征:肺癌或转移淋巴结累及第7颈椎至第1胸椎外侧旁的交感神经所致,表现为患侧眼球凹陷、上眼睑下垂、眼裂变小、瞳孔缩小,患侧无汗等。

Pancoast综合征:在Horner综合征的基础上,肿瘤进一步破坏第1、2肋骨和臂丛神经,引起上肢疼痛。

其他常见外侵与转移的症状有:累及喉返神经引起声嘶;脑转移出现头痛、呕吐、偏瘫;骨转移引起相应部位的持续性疼痛等。

3.肺癌的伴随症状

肺性肥大性骨关节病:多见于肺腺癌患者,发生率约12%左右,其次也可见于肺鳞癌。主要临床表现为骨的大关节疼痛,杵状指、趾,X线见长骨骨膜增生或骨膜炎可作为诊断依据,其产生机理尚未明。

类癌综合征:主要临床表现为腹痛腹泻、面部潮红、支气管痉挛。类癌综合征的产生原因是由于癌组织中的嗜银细胞所产生的生物活性胺类所致。值得一提的是,类癌综合征多见于小细胞肺癌,而支气管类癌多不出现类癌综合征。

男性乳房发育:主要临床表现为双侧或单侧的乳腺发育。产生原因可能是肺癌产生异位促性腺激素所致,多见于小细胞肺癌。

其他的肺癌伴随症状有异位甲状旁腺样物质引起的高血钙症;癌性神经病变和肌肉病变、皮肌炎;嗜酸性细胞增多症;Cushing综合征和抗利尿激素过多症等。

四、诊断

肺癌的诊断可分为肺癌的定位诊断和肺癌的定性诊断两种,所有的影像学诊断方法可归为肺癌的定位诊断,而所有以获取细胞学或病理组织学为目的的诊断方法可归为肺癌的定性诊断。定位诊断是基础,定性诊断是关键。

X线检查。必须同时行胸部正位片和胸部侧位片检查,加做胸部侧位片,则肺癌的检出率可增加7%。

CT 检查。胸部 CT 检查目前已成为估计肺癌胸内侵犯程度及范围的常规方法，其他部位包括脑、肝、肾上腺的 CT 检查，一般是在临床有怀疑转移时才进行检查。

MRI 检查。胸部 MRI 检查较 CT 更容易鉴别实质性肿块与血管的关系，但对肺部小结节的检查效果不如 CT 好。

PET 检查。主要用于排除胸内淋巴结和远处转移。但该检查相当昂贵，目前还不能广泛应用。其他的影像学检查还有 B 超和 ECT 检查。前者用于疑有肝脏转移，后者用于排除骨转移。

肺癌的细胞学检查。属于肺癌的定性诊断，常用的方法包括：①痰细胞学检查：肺癌痰细胞学检查阳性率在 40% ~ 80% 之间。中央型肺癌、有血痰者的癌细胞检出率较高。连续 3 ~ 5 天的痰细胞学检查可提高检出率。②胸水癌细胞学检查：血性胸水癌细胞的检出率较高。③经皮细针肺穿刺细胞学检查：为创伤性检查，有引起气胸、出血的可能，特别是可引起针道种植转移，因此不主张常规应用。对于肺部孤立的结节性病变，如果没有手术禁忌证，应选择剖胸探查，诊断与治疗同步进行，而不应该做经皮肺穿刺活检检查。其他的细胞学检查还包括锁骨上肿大淋巴结或皮下结节的穿刺涂片细胞学检查。

肺癌的内镜检查。同样属于肺癌的定性诊断，常用的方法包括：①纤维支气管镜检查：这是肺癌诊断中最重要的手段，对肺癌总的确诊率达 80% ~ 90%。②纵隔镜检查：纵隔镜检查在确定肺癌有无纵隔淋巴结转移上有重要作用，是肺癌分期的重要手段，同时也可用于胸部疑难疾病的鉴别诊断。③胸腔镜检查：适应证主要是胸膜病变；恶性胸水；肺的弥漫性病变等。对于以诊断为目的的胸腔镜检查，一般都是在其他非创伤检查执行之后仍然未能确诊的病例才考虑应用。

五、鉴别诊断

肺结核结核球需与周围型肺癌相鉴别。前者多见于年轻患者，影像学上可见到病灶边界清楚，密度较高，有时有钙化点，病变在较长时间内没有变化。粟粒性肺结核需与弥漫型细支气管肺泡癌相鉴别。前者多有发热等全身中毒症状，但呼吸道症状不明显。影像学上病变为细小、分布均匀、密度较淡的粟粒样结节。

肺炎应与癌性阻塞性肺炎相鉴别。肺炎起病急，先出现寒战、高热等毒血症状，然后出现呼吸道症状，抗生素治疗病灶吸收迅速。但当出现反复迁延不愈的局限性肺炎时，应高度怀疑肺癌的存在，痰细胞学检查或纤维支气管镜检查有助于鉴别诊断。

肺部良性肿瘤常见的有错构瘤、软骨瘤和瘤样改变的炎性假瘤。这类病变有时很

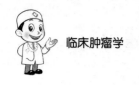

难鉴别诊断,必要时应采取积极的剖胸探查术。

纵隔肿瘤尤以纵隔淋巴瘤应与中央型肺癌相鉴别。淋巴瘤常呈双侧性改变,可有长期低热的症状。纵隔镜检查有较大的鉴别诊断意义。

结核性胸膜炎应与癌性胸水相鉴别。胸水细胞学检查是最好的鉴别手段。

六、处理原则

非小细胞肺癌采取以手术为主的综合治疗,小细胞肺癌则采取以化疗放疗为主的综合治疗。

1. 外科治疗

手术适应证:临床Ⅰ、Ⅱ期和部分Ⅲa期(T3N1M0)的非小细胞肺癌;Ⅲa期肺癌经新辅助治疗后能手术切除者;局限晚期(T4N0－1M0)小细胞肺癌经诱导治疗后取得缓解者。

手术术式:以肺叶切除加肺门纵隔淋巴结清扫为首选术式。其他术式包括全肺切除术、肺局部切除术、扩大性肺切除术、气管支气管或/和血管成型肺切除术。各类术式的选择必须按照最大限度切除肿瘤、最大限度保留肺组织的原则,根据具体情况具体决定。

手术禁忌证:严重心、肺、肝、肾功能损害无法承受手术者;有远处转移者。

2. 放射治疗

(1)非小细胞肺癌(NSCLC)

肺癌的放射治疗包括如下方面:早期(Ⅰ/Ⅱ期)非小细胞肺癌的根治性放射治疗;非小细胞肺癌的术后放射治疗;局部晚期非小细胞肺癌的放射治疗;化疗与放射治疗综合治疗等。

外科手术仍然是早期 NSCLC 的首选治疗手段。然而对那些因心肺功能差、合并其他内科疾病或病人体弱不能耐受手术,或病人拒绝手术。对这组病人,放射治疗是一种有效的治疗手段。根治性放射治疗可使部分病例获得长期生存的结果。

非小细胞肺癌的术后放射治疗,随着临床研究的积累有了一些新的认识。目前认为术后放疗适用于以下方面,①术后有肿瘤残存的病例;②多发 N2 阳性的病例;③尽量采用 3 维适形放射治疗技术,减少肺和心脏受量;④总剂量不超过 DT60Gy,单次剂量≤2Gy。

局部晚期 NSCLC 的放射治疗,能够提高生存率并对大部分病例起到姑息治疗效果。病人的中位生存期为 9 个月,2 年生存率10% ~15% ,5 年生存率5% 。近年来的研究显示化疗合并放射治疗能够提高生存率。放射治疗与化疗的综合治疗是目前局部晚期 NSCLC 的治疗策略。

根治放疗适应证:早期(Ⅰ、Ⅱ期)及 ⅢA 期小 N2 的 NSCLC。

照射范围:原发灶及可见的综膈转移淋巴结。

放射源:钴 60 及高能 X 射线。

照射剂量:DT60 ~ 70Gy/30 ~ 35 次,单次剂量 2Gy。

照射技术:常规照射或 3 维适形放射治疗技术。

姑息放疗适应证:骨转移;脑转移等。

照射剂量:局部晚期 NSCLCDT50 ~ 60Gy/25 ~ 30 次。骨转移及脑转移为 30 ~ 40Gy/15 ~ 20 次。局部晚期 NSCLC 进行同期放化疗,目前 2 年生存率可达 30% 左右,具有很好的前景,今后还需更多的临床研究。

根治治疗适应证:确诊肺癌可以手术探查,但因某种原因不能进行手术者。姑息性放射治疗:病变局限于一侧肺有同侧肺门及(或)同侧和对侧纵隔淋巴结转移,及(或)同侧锁骨上淋巴结转移者。

照射剂量:对非小细胞肺癌来说,根治剂量为 6000 ~ 7000cGy/30 ~ 35 次/6 ~ 7 周。

照射野:照射野应包括原发病灶及同侧肺门以及双侧纵隔。

手术与放射综合治疗:①术前放射治疗:前瞻性随机分组的研究认为术前放射治疗并无优点。②术后放射治疗:非小细胞肺癌术后放射治疗有无好处,尚无定论。根治术后淋巴结阳性是否进行术后放射治疗,有待进一步证实。姑息切除以后则应进行术后放射治疗。

(2)小细胞肺癌(SCLC)

放射治疗:荟萃分析方法对 13 个随机对照研究中 2140 例分析得出,化疗合并放射治疗优于单纯化疗,3 及 5 年生存率分别为 15%、9% 和 11%、7%(P = 0.001)。2 年局部复发率分别为 23% 和 48%(P = 0.0001)。目前,局限期 SCLC 的标准治疗方案是化疗加局部放射治疗的综合治疗。

照射野按化疗后的病变范围(包括原发灶,同侧肺门及相应纵膈转移淋巴结)。不行锁骨上淋巴引流区预防照射。

放射源:钴 60 及高能 X 射线。

照射剂量:DT50 ~ 60Gy,单次剂量 2Gy

照射技术:常规照射或 3 维适形放射治疗技术。

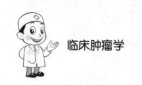

脑是 SCLC 常见的转移部位,脑转移的发生率在整个 SCLC 发展过程中达 50%,文献报道,治疗后生存 2~5 年的病例中枢神经系统复发率高达 80%。荟萃分析结果显示,SCLC 化疗后完全缓解的病人脑预防照射能够提高生存率及无病生存率(DFS),全脑预防照射(PCI)放疗剂量为 DT30~36Gy/15~18 次。

放射治疗和化疗联合应用有 3 种方式:①序贯治疗;②交替治疗;③联合放化疗。目前多数研究认为放射治疗开始的时间越早越好。

(放射治疗在治疗肺小细胞癌时,主要是胸部照射及脑预防照射。胸部照射的范围应同非小细胞肺癌一样,同时应对锁骨上进行预防照射。胸部照射剂量为 4000cGy/20 次/4 周到 6000cGy/30 次/6 周。锁骨上淋巴引流区治疗剂量为 6000~7000cGy/30~35 次/6~7 周,预防剂量为 4000cGy/20 次/4 周。)

3.化学治疗

(1)治疗原则

小细胞肺癌无论局限期和广泛期均应进行化学治疗,目的是控制肿瘤的播散。除晚期病人外,一般不应单一治疗,而应采取综合治疗。

非小细胞肺癌应首选手术,根据情况在术后加其他治疗。ⅠA 期以手术为主;ⅠB 和Ⅱ期病人术后可行放疗和(或)化疗;ⅢA 期最好先作非手术治疗以后再手术,术后根据情况进行其他治疗,一般情况好的ⅢB 期应行同步化放疗;有胸水的ⅢB 期和Ⅳ期以全身治疗为主的综合治疗。

(2)常用联合化疗方案

复发转移性非小细胞肺癌的二线治疗:TXT,吉非替尼,培美曲塞。

4.靶向治疗原则

肿瘤分子靶向治疗是指"针对参与肿瘤发生发展过程的细胞信号传导和其他生物学途径的治疗手段",广义的分子靶点包括了参与肿瘤细胞分化、周期、凋亡、细胞迁移、浸润行为、淋巴转移、全身转移等过程的、从 DNA 到蛋白/酶水平的任何亚细胞分子。NSCLC 靶向治疗目前主要包括单克隆抗体、抑制酶/蛋白活性的小分子药物、抑制蛋白翻译的反义 RNA 以及与细胞内分子特异性作用的药物及抗血管生成药物等。

三线治疗:gefitinib 和 erlotinib 为选择性 EGFR 酪氨酸激酶抑制剂。多数研究显示东方人群,不吸烟者、女性、支气管肺泡癌或腺癌伴支气管肺泡癌分化者有效率高,EGFR 酪氨酸激酶区基因突变、基因拷贝数与疗效相关,但疗效与 EGFR 的表达无明显相关。NCIC BR21 研究 erlotinib 150mg/d 在与安慰剂的Ⅲ期随机对照研究中也显示生存期的优势,中位生存期分别为 6.7 个月和 4.7 个月(P=0.001)。ISEL 研究中 gefitinib 250mg/d 与安慰剂相比,对东方人、不吸烟者能延长生存期。随后的多因素分析显示 erlotinib 的有效率与腺癌(P=0.01)、从不吸烟者(P<0.001)和 EGFR 表达(P=0.03)等因子相关,但 EGFR 的表达、基因突变等因素对总生存期无显著影响。目前 NCCN 推荐 erlotinib 作为二线或三线治疗,但在我国 erlotinib 尚未上市,gefitinib 可作为二线或三线治疗的选择。

5. 综合治疗

由于大多数患者在诊断时已是局部晚期或有远处转移,5 年生存率(1996~2000年)为 15%,其中Ⅰ期为 56%、Ⅱ期 32%、Ⅲ期 9%、Ⅳ期 2%。对于局限期患者,尽管做了根治性手术,其中仍有一半的患者在 5 年内将死于肿瘤。Ⅰ期非小细胞肺癌患者术后的 5 年生存率可达 60%~80%,Ⅱ期则只有 25%~50%。对于多数早期 NSCLC 和 SCLC 病例,综合治疗可以提高病人的治愈率和生活质量,中晚期病人经综合治疗也有相当部分可得治愈,并能延长生存期和改善生活质量。初诊时已不能手术切除的非小细胞肺癌放化疗后再手术,5 年生存率可有提高。小细胞肺癌的分期决定了预后,局限期通过化疗和胸部放疗,中位生存期可达 18~24 个月,而广泛期患者通过姑息性化疗,中位生存期仅 10~12 个月。大约 5%~10% 的小细胞肺癌患者表现为中枢神经系统受侵,其中的一半在 2 年内出现脑转移症状。对这部分患者进行姑息性放疗,仅有一半有效,中位生存期不到 3 个月。因而重视姑息和支持治疗也是当前受到重视的一个方面。

(1)小细胞肺癌的综合治疗

小细胞肺癌综合治疗优于单一治疗已为学术界公认。在局限期应先作化疗和放疗,对疗效好的病例可有选择地进行手术(辅助手术),然后再作内科治疗。对广泛期的患者应先作化疗和生物反应调节剂的治疗,对化疗效果好者,可选择性加用放疗。放疗和化疗的近期疗效都较好,有效率在 80% 左右,但远期结果差,局限期 5 年生存率为 7%,广泛期仅 1%。

目前,局限期和广泛期的标准化疗方案包括 4~6 周期 DDP+VP-16,或 DDP+VP-16 与 CTX+ADM+VCR 交替。高剂量化疗有效或常规剂量化疗的患者可加用胸部放疗。随机对照的临床研究结果显示高剂量化疗的毒性相关死亡增加(高剂量与常规剂量的毒性相关死亡分别为 8% 和 1%,95% 可信区间 2%~14%),但强烈化疗和常规化疗的无病生存期(中位生存期均为 0.66 年)和总生存(分别为 0.98 年和 0.91 年)无显著性差异。由于没有与此相关的综述性文献及大宗临床试验报道,因而

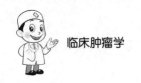

无法比较含阿霉素或顺铂的化疗方案和其他方案的疗效。

在过去的 10 年里,局限期小细胞肺癌的中位生存时间已从 14～16 个月提高到 20～24 个月。有综述(包括 13 篇临床试验,2573 例患者,每篇 52～426 例患者)显示放化疗联合治疗局限期小细胞肺癌的 3 年生存率较单纯化疗明显提高(15% 比 10%,P=0.001)。另一篇(包括 11 篇临床试验,其中 10 篇与第一篇综述的相同,1911 例患者)发现放化疗联合的局部控制率为 50%,明显高于单纯化疗的 25%。至于进行放疗的时间是早些好还是晚些好,有综述报告(总结了 4 个临床试验,927 例患者)发现化疗后早期和晚期进行放疗的 5 年生存率无显著性差异(30% 比 15%,P=0.03)。且常规剂量放疗(2 周 25Gy)和高剂量放疗(3 周 37.5Gy)的总生存亦无显著差异。此外,一篇随机对照的临床研究显示高分割放疗(每天两次)较常规放疗明显改善 5 年生存(高分割前疗为 26%,常规放疗为 16%,P=0.04)。但另一个临床试验却发现二者的 3 年生存率无显著性差异(50.4Gy 分 28 次,每天一次放疗的 3 年生存率为 34%;48Gy 分 32 次,每天两次的为 29%,P=0.046)且放化疗联合治疗的患者出现与治疗相关的病死率是单纯化疗患者的两倍(3.3 比 1.4%,95% 可信区间 1.90～3.18)。每天两次放疗的患者的食管炎发生率亦高。由此可见,局限期小细胞肺癌除化疗以外,加用胸部放疗可提高生存时间,但放疗的最佳时机、剂量及分割方式仍不确定。

口服 VP-16 对生存时间的改善明显差于联合化疗。总的来说,口服 VP-16 毒性小,但并没有显著改善生活质量。多个临床试验均比较了口服 VP-16 和化疗的疗效。其中一个研究结果发现联合化疗的 1 年生存率明显高于口服 VP-16,100mg/dxs(19.3% 比 9.8%,P<0.05),但两组的中位生存时间无显著性差异(5.9 个月比 4.8 个月),而有关生活质量的结果是矛盾的。联合化疗的患者恶心的发生率高(p<0,01),但口服 VP-16 组患者的疼痛、食欲、一般情况、情绪均差于联合化疗组(P<0.001),且口服组肺癌症状缓解的时间短。虽然在联合化疗组中出现与治疗相关的症状较多,但两组的生活质量无显著性差异。

(2)非小细胞肺癌的综合治疗

多年来有很多相关报道,但成功的经验不多,很少能达到完全缓解。目前多作为辅助治疗或对晚期病人的姑息治疗。

此外,随机对照的临床试验对术前化疗和术前不化疗的患者进行了生存分析(每组 60 例,均为可手术切除的刚期非小细胞肺癌患者),发现术前新辅助化疗可提高可手术切除的Ⅲa 期患者的 2 年生存。但有关Ⅲa 期非小细胞肺癌的术前化疗有待于大规模的临床研究。

对不能手术切除的Ⅰ期非小细胞肺癌患者,胸部放疗加化疗可明显提高生存率。有3篇综述比较了不可手术切除的Ⅲ期非小细胞肺癌单独放疗和放化疗结合的疗效。第一篇综述显示联合治疗组在2年时有绝对的生存优势。第二篇发现放疗后加用含顺铂的化疗方案,在第1年和第2年时均可显著地降低病死率。第三篇结果与之相似。此外,一个随机对照的临床研究结果显示,DDP十VLB化疗2个月后进行常规放疗,与单独常规放疗或单独高分割放疗相比(分别为8%比5%,P=0.04;8%比6%,P=0.04),5年生存率得到明显提高。另一个研究则比较了根治性放疗加或不加4周期MMC十IFO+DDP化疗的远期疗效,结果表明两组生存无显著性差异(联合治疗组的中位生存期11.7个月,单独放疗组9.7个月)。遗憾的是没有比较毒副作用和生活质量的资料。对于Ⅳ期非小细胞肺癌,含顺铂方案的化疗可使患者受益,生存期较BSC(最好的支持治疗)长,生活质量亦有提高。但单药化疗和联合化疗的疗效相比却有不同的结论。有关二线化疗的疗效资料尚不足。化疗能改善与肿瘤相关的症状,但50%以上患者出现脱发、胃肠道反应及血液学毒性。如何提高肺癌患者的生活质量仍然是一种挑战。Ⅳ期非小细胞肺癌的治疗应包括化疗或对症治疗(包含姑息放疗在内)。

一线化疗:晚期或复发的NSCLC患者应以化疗为主,局部晚期NSCLC应采用综合治疗。对于局部晚期NSCLC,化放疗优于单用放疗,且同步化放疗似乎优于序贯化放疗。在前期的临床试验中(从1970年以后),烷化剂并没有显著提高晚期NSCLC患者的生存。但最近的荟萃分析显示与最佳支持治疗相比,含铂类的化疗方案可以延长生存期,改善症状控制,提高生活质量。含顺铂的方案明显地降低了1年的死亡危险度,提高了中位生存时间(5.5个月比4个月)。顺铂或卡铂与以下任何一药物联合都是有效的:紫杉醇、多西他赛、吉西他滨、长春瑞滨、伊立替康、依托泊苷、长春花碱。各新药(紫杉醇、多西他赛、吉西他滨、长春瑞滨)联合铂类的化疗方案疗效相似。在一般状况较好的患者中,疗效较稳定:总有效率(ORR)为25%~35%,至疾病进展时间(TTP)为4~6个月,中位生存期(MST)为8~10个月,1年生存率为30%~40%,2年生存率为10%~15%。目前资料显示以DDP为基础的方案略优于以CBP为基础的方案。不能耐受含铂方案者,也可选择非铂的新药两药联合方案。其中分期、体重下降、一般状况、性别等基线预后因素可预测生存。多数研究认为一般状况较好(PS0-2)的老年患者应给予适当治疗,而一般状况较差(PS3-4)的任何年龄的患者不能从化疗(细胞毒药物治疗)中获益,宜给予最佳支持治疗。

二线治疗:在一线治疗期间或之后疾病进展的患者,单药多西他赛或酪氨酸激酶

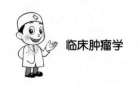

抑制剂吉非替尼或培美曲塞,可作为二线药物。随机对照的临床试验显示泰索帝与最好的支持治疗相比,显著地提高了1年生存(分别为37%比11%,P=0.003),改善生活质量,因此作为标准的二线方案。最近有研究结果显示培美曲塞+顺铂与单药泰索帝的疗效相似,而毒副作用较轻,也被FDA批准为二线治疗方案,但中国尚未批准作为NSCLC的二线治疗。国际临床研究(ISEL试验)显示吉非替尼与最佳支持治疗相比,可延长东方人、女性、不吸烟、腺癌患者的TTP和中位生存时间。

第二节　胸壁肿瘤

胸壁肿瘤是指胸廓深部软组织、肌、骨骼的肿瘤。可分为原发性和转移性两类,原发性胸壁肿瘤又分为良性及恶性两种。原发于骨组织者,多发生于肋骨。发生于前胸壁及侧胸壁者多于后胸壁。转移性肿瘤系从他处恶性肿瘤转移而来,以转移至肋骨多见。

一、病因及常见疾病

原发性良性肿瘤有脂肪瘤、纤维瘤、神经纤维瘤、神经鞘瘤、骨纤维结构不良、骨纤维瘤、软骨瘤、骨软骨瘤及骨囊肿等;原发性恶性肿瘤以纤维肉瘤、神经纤维肉瘤、血管肉瘤、横纹肌肉瘤、软骨肉瘤、骨肉瘤、骨软骨肉瘤及恶性骨巨细胞瘤为多见。继发性胸壁肿瘤几乎都是由其他部位的恶性肿瘤转移而来,常造成肋骨的局部破坏或病理性骨折,引起疼痛,但局部肿块多不明显,主要为转移癌。

二、鉴别诊断

胸壁肿瘤的症状体征。胸壁肿瘤早期可能没有明显症状,多数可伴有不同程度的疼痛及压痛,尤以恶性肿瘤和肋骨转移性肿瘤多见。胸壁肿瘤的诊断主要根据病史、症状、体检和肿块性质。生长比较迅速、边缘不清、表面有扩张血管、疼痛等,往往是恶性肿瘤的表现。

胸壁肿瘤的影像学诊断。X线片有助于诊断和鉴别诊断。X线能确定肿瘤是否发生于胸壁及其部位与范围,还可以发现无症状和体征的胸壁肿瘤。X线能区别胸壁肿瘤来自骨骼还是软组织,并可辅助诊断肿瘤的性质。其源于骨骼的肿瘤均有明确的骨骼肿瘤的X线表现。软组织肿瘤多表现为软组织肿块阴影。胸壁软组织良性肿瘤的X线多表现为圆形、椭圆形,边缘清楚,密度均匀的团块状阴影。胸壁软组织恶性肿瘤 X 线表现多为大片状阴影或边缘呈多弧形、分叶状的较大的肿块阴影,边界清楚或者模糊。CT 检查可提供更多依据鉴别肿瘤的良恶性,尤其对骨肿瘤的良恶性的鉴别有意义,但部分胸壁软组织肿瘤的鉴别诊断有困难。CT 影像三维重建有助于了解肿瘤与周围组织结构的关系。

胸壁肿瘤的病理学诊断。胸壁肿瘤在全身中并不多见,但其组织来源复杂,病理类型繁多。病理诊断对治疗和预后估计有重大意义。必要时可作肿瘤的针刺活检或切取活检明确诊断。但取活检最好与切除计划联系在一起进行,以免肿瘤发生种植或播散。

三、检查

X 线检查除采用正侧位胸部 X 线投照外,尚需摄肿瘤部切线位片及多轴透视,必要时应作人工气胸或气腹,以鉴别胸壁病变、肺内病变或膈肌病变。胸壁软组织肿瘤,X 线阴影密度不高,其内缘清晰、锐利,外缘较模糊,瘤体与胸壁成钝角,基底紧贴胸壁,瘤体两端可见胸膜反褶线。在肿瘤与肺组织无粘连时,透视可见肿块吸气时随胸廓上升,呼气时则下降,与肺纹理的运动方向相反。胸壁骨骼肿瘤良性者一般呈圆形、椭圆形,骨皮质无断裂,恶性者则主要表现为侵蚀性骨破坏,呈筛孔样、虫蚀样改变,可有溶骨或成骨,边缘毛糙,骨皮质缺损、中断或有病理性骨折。

CT 扫描可清晰显示肿瘤部位、形态、大小、范围及有无转移,测定 CT 值可判断肿瘤密度,对诊断有较大帮助。超声检查因瘤体不同的组织结构密度而显示不同的影像,对诊断有一定帮助。实验室检查对某些肿瘤有诊断意义,如肋骨骨髓瘤病人尿中蛋白阳性,广泛骨质破坏的恶性肿瘤血清碱性磷酸酶升高。必要时可行穿刺或切除部分组织活检明确诊断,但活检最好与手术治疗一同进行。

四、治疗原则

对于胸膜下胸壁肿瘤患者的诊断治疗方法中,运用胸腔镜治疗技术对于切除患者的肿瘤来说是非常重要和有利的,对于良性肿瘤的治疗,胸腔镜治疗可以将肿瘤完整切除,并不需要再做其他治疗,而对于恶性肿瘤来说,在进行治疗之后还需要根据患者的病情进行放疗或者是化疗,这样也更有益于患者的健康。根据患者术后的随访情况来看,患者在经过术后复发的情况为极少数,胸腔镜成为胸膜下胸壁肿瘤患者的治疗的首选治疗方式,胸腔镜治疗对于患者的创伤面积非常小,而且安全,术后的效果也很好,改变了传统胸膜下胸壁肿瘤的传统开胸手术,提高了手术的安全性,患者对于胸腔镜的治疗方式也是非常的满意,这从根本上保证了胸膜下胸壁肿瘤患者的生命健康。

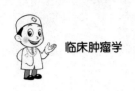

第三节　胸壁骨肿瘤

　　胸壁骨肿瘤是一种少见疾病,约占全身骨肿瘤的7% ~8% ,多数胸壁骨肿瘤为恶性,85% ~90% 发生在肋骨,10% ~15% 发生在胸骨,男女比例2: 1。胸壁骨肿瘤可发生在任何年龄,年龄越大,恶性可能性越高。

　　临床常见的良性胸壁肿瘤有纤维异样增殖症、软骨瘤、骨软骨瘤和硬纤维瘤等;常见的恶性胸壁骨肿瘤有软骨肉瘤、骨髓瘤、骨源性肉瘤和尤因肉瘤等。手术切除为胸壁骨肿瘤的首选治疗方法,胸骨肿瘤切除后需合理地修复缺损,进行胸廓重建,保证胸廓的稳定性。

一、病因

　　胸壁肿瘤是指发生在胸廓深层组织的肿瘤,包括骨骼、骨膜、肌肉、血管、神经等组织的肿瘤,但不包括皮肤、皮下组织及乳腺肿瘤。胸壁肿瘤分原发性和继发性两大类,原发性肿瘤又分为良性及恶性两种。原发性良性肿瘤有脂肪瘤、纤维瘤、神经纤维瘤、神经鞘瘤、骨纤维结构不良、骨纤维瘤、软骨瘤、骨软骨瘤及骨囊肿等;原发性恶性肿瘤以纤维肉瘤、神经纤维肉瘤、血管肉瘤、横纹肌肉瘤、软骨肉瘤、骨肉瘤、骨软骨肉瘤及恶性骨巨细胞瘤为多见。继发性胸壁肿瘤几乎都是由其他部位的恶性肿瘤转移而来,常造成肋骨的局部破坏或病理性骨折,引起疼痛,但局部肿块多不明显,主要为转移癌。

二、临床表现

　　胸壁骨肿瘤患者的临床症状轻重与肿瘤的分期、大小,以及发生的部位和病理类型有关。早期可能没有明显的症状,或可能表现为胸壁外观异常,偶然在体检时发现胸壁肿块。常见的症状是局部疼痛和压痛,一般为持续性钝痛,或者表现为缓慢增大的胸壁肿块,20% ~25% 无症状,最终可引起胸部疼痛。胸痛症状在恶性骨肿瘤中更为常见,晚期可有全身症状,如消瘦、贫血、呼吸困难或胸腔积液等表现。胸片和胸部CT 等影像学检查均提示不同程度的骨质破坏;全身骨骼 ECT 检查可显示病变部位放射性异常浓聚。

三、检查

1. 胸片

在评估胸骨肿瘤的大小、肋骨侵犯范围、纵隔和肺转移程度等方面仍然相当有帮助。

2. 胸部 CT

在精确评估胸骨肿瘤上的地位越来越重要,它对胸膜、纵隔和软组织侵犯表现出极高的敏感性。

3. 组织活检

能够鉴定肿瘤的组织病理学特征,确定该肿瘤是否对围手术期的化疗敏感。由于穿刺活检准确率低,大多数情况采用切开活检术。

四、诊断

详细了解病史,根据体检、影像等资料显示的肿瘤大小和位置,考虑肿瘤为原发还是转移。为明确肿瘤诊断,辅助检查是必须的。胸片和胸部 CT 可明确肿瘤的大小和部位,以及与周围组织器官的关系。

活检是明确诊断的重要手段之一,穿刺活检有创伤小的优势,但准确率相对较低;切开活检也是安全有效的手段,且准确率高。

五、治疗

手术切除被认为是大多数胸壁骨恶性肿瘤的有效治疗方式,患者能从中获益。根据体检和影像等资料,估计肿瘤位置和大小,准备手术方案,选择重建材料。

临床上一旦确诊为胸壁骨肿瘤,应尽力切除,而避免切开活检。应整块切除受累的肋骨,不要顾忌胸壁缺损。肿瘤巨大、不能切除者,应尽力活检以得到病理诊断。

胸壁重建原则:胸壁肿块切除所造成的胸壁缺损,如面积 5cm 的胸壁缺损需行胸壁重建术,特别是在前或外侧胸壁者,必须行胸壁重建。因为大面积的胸壁软化不但严重削弱肺的通气功能,也影响患者术后排痰的能力,这是患者早期死亡的主要原因之一。胸壁重建一般采用自体组织重建法或者人工合成制品重建法。

六、预后

胸壁骨肿瘤手术死亡率低,对肺功能影响小,长期生存率达 50%~70%。软骨肉瘤预后最好,切除范围越广泛预后越好,术后放、化疗可改善生存期。

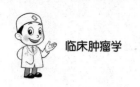

第四节　胸膜间皮瘤

胸膜间皮瘤为胸膜原发性肿瘤,是来源于脏层、壁层、纵隔或横膈四部分胸膜的肿瘤。国外发病率高于国内,各为 0.07% ~ 0.11% 和 0.04%。死亡率占全世界所有肿瘤的 1% 以下。近年有明显上升趋势。50 岁以上多见,男女之比为 2:1。70% ~ 80% 的患者与石棉接触有关。目前,恶性型尚缺乏有效的治疗方法。

一、病因

(一)恶性间皮瘤的病因学

恶性间皮瘤的病因学比较复杂,确切致病原因尚不完全清楚,恶性间皮瘤常见的致病因素为石棉,主要为闪石棉。70% ~ 80% 的患者与石棉接触有关(50% ~ 60% 为从事石棉职业、20% 为石棉相关性职业)。电镜分析几乎所有的肺组织以及间皮组织内可观察到石棉纤维,肺里最常见的石棉类型为温石棉与闪石棉的混合物,其次为闪石棉及温石棉;间皮组织中多数石棉类型为温石棉,其次为温石棉加闪石棉混合物及闪石棉。温石棉纤维能诱导人类恶性间皮瘤,在肺组织及间皮组织中可发现石棉纤维。

致病性石棉纤维细长、僵硬,吸入肺内形成含氧化铁的小体,不能被吞噬细胞消化,反可引起反应性多核吞噬细胞增生,多核吞噬细胞增生失控导致间皮细胞变异,最终发生癌变。一种新的理论认为,在间皮瘤瘤细胞株中孤立的猿病毒(SV – 40)样基因序列对胸膜间皮瘤有致癌作用。

(二)国际间皮瘤协会(IMIG)TNM 分期

分期:受损情况。

T1a:肿瘤局限于同侧壁层胸膜,包括纵隔胸膜以及膈肌胸膜,脏层胸膜未受累。

T2b:肿瘤局限于同侧壁层胸膜,包括纵隔胸膜以及膈肌胸膜,脏层胸膜有散在病灶。

T2:同侧胸膜的所有这些部位均可见到肿瘤侵犯:脏层,壁层,纵隔,横膈;并至少有以下一项:①膈肌受侵;②脏层胸膜肿瘤彼此融合(含叶间裂)或脏层胸膜肿瘤直接侵犯到肺。

T3:局部进展但潜在可切除的肿瘤 – 同侧胸膜的所有这些部位均可见到肿瘤侵

犯:脏层,壁层,纵隔,横膈;并至少有以下一项:①胸内筋膜受侵;②纵隔脂肪受侵;③伴有孤立、可完全切除的胸壁软组织病灶;④非透壁性心包受侵。

T4:局部进展,不可切除的肿瘤同侧胸膜的所有这些部位均可见到肿瘤侵犯:脏层,壁层,纵隔,横膈;并至少有以下一项:①胸壁的弥漫多发病变,伴或不伴有直接的肋骨破坏;②肿瘤穿透膈肌侵犯到腹膜;③肿瘤直接侵犯对侧胸膜;④肿瘤直接侵犯到一个或多个纵隔器官;⑤肿瘤直接侵犯椎体;⑥肿瘤直接侵犯到脏层心包,伴或不伴有心包积液,或肿瘤浸犯心肌。

Nx:区域淋巴结无法评估。

N0:无区域淋巴结受侵。

N1:同侧肺门淋巴结受侵。

N2:隆凸下或同侧纵隔淋巴结受侵,包括同侧内乳淋巴结。

N3:对侧纵隔、对侧内乳、同侧或对侧锁骨上淋巴结受侵。

Mx:远处转移无法评估。

M0:无远处转移。

M1:伴有远处转移。

二、分类

(一)良性胸膜间皮瘤(局限型)

多呈局限性生长,故也称良性局限性胸膜间皮瘤。

瘤体常为有包膜的圆形肿块,基底部可较小,有蒂与胸膜相连,或广基性与胸膜相连。有的瘤体可呈分叶状,坚实。大多数瘤体较小,平均直径 1 ~ 3cm,也有直径达 12cm 以上者。

镜下瘤组织大多由梭形的成纤维细胞样瘤细胞组成,排列方式似纤维瘤。部分肿瘤在纤维样细胞内出现由上皮性瘤细胞形成的乳头状、腺管状或实体结构,称双向性间皮瘤。此瘤生长缓慢,易于手术切除。切除后极少复发,临床预后良好。

(二)恶性胸膜间皮瘤(弥漫型)

为高度恶性肿瘤,肿瘤沿胸膜表面弥漫浸润扩展,故也称恶性弥漫性胸膜间皮瘤。此瘤多见于老年人,现已证明其发病与吸入石棉粉尘密切相关。典型病例表现为气急、胸痛和胸腔积液,胸水常为血性。

肉眼观特征性的表现为胸膜弥漫性增厚呈多发性结节状,结节界限不清,灰白色,大小不等,孤立性结节肿块相当罕见。肿瘤常累及一侧胸膜的大部分,也可扩散到对

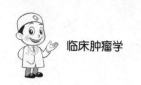

侧胸膜、肺叶间、心包膜、胸壁、膈肌甚至肺组织,少数病例可延及腹膜。

病理分类:上皮型、纤维型、混合型;镜下组织学构象复杂,按肿瘤主要细胞成分的不同,将瘤细胞形成管状和乳头状结构者称为腺管乳头状型;由梭形细胞和胶原纤维构成者称肉瘤样型;上述两种成分混合构成者称为混合型(或双向型)。其中混合型和腺管乳头状型约占该瘤总数 70% 以上,又以混合型最多见。各型肿瘤细胞均有不同程度异型性,核分裂多少不等。恶性胸膜间皮瘤预后差,若能手术切除大部分肿瘤并配合放、化疗,患者可存活两年以上。

病理分型:MPM 在病理上主要分为:上皮型、肉瘤型、混合型。组织学类型是影响预后的因素之一,上皮型预后较非上皮型好,肉瘤型预后最差。

三、临床诊断

临床表现各异,大多数患者典型的症状为呼吸困难、胸痛及一侧胸腔积液。临床上易误诊为结核性胸膜炎、肺癌胸膜转移等。局限型恶性胸膜间皮瘤约 75% 的患者有症状,主要为胸痛、咳嗽、呼吸困难和发热,11% 的患者出现低血糖。32% 出现胸腔积液。弥漫型恶性胸膜间皮瘤则主要为顽固性较剧烈的胸痛、咳嗽、呼吸困难和体重下降,可有发热。60% ~80% 的患者并发胸腔积液,反复发作,其中血性胸腔积液占 3.4,多呈血性黏稠液,不易抽出,50% ~60% 的患者有大量胸腔积液伴严重气短,右侧胸腔积液较左侧多见(约为 3∶2),双侧胸腔积液不常见,呼吸困难多继发于胸腔积液之后。肿瘤直接侵犯食管、肋骨、椎体、神经和上腔静脉可引起吞咽困难、疼痛、脊髓压迫症、臂丛神经痛、Horner 征或上腔静脉综合征。部分患者中性粒细胞明显增高。10% ~20% 的患者可有血小板增多症、血栓性静脉炎、弥漫性血管内凝血、肺栓塞及Coombs 阳性溶血性贫血等。约 10.2% 患者有发热和出汗。3.2% 患者以关节痛为主诉症状。

上皮型和混合型胸膜间皮瘤常伴有大量胸腔积液,纤维型通常只有少量或无胸腔积液。上皮型患者更多累及锁骨上或腋下淋巴结并伸延至心包,对侧胸膜和腹膜;纤维型多有远处转移和骨转移。无大量胸腔积液的患者常胸痛较剧烈,主要原因为病情进展侵犯胸壁肌肉和肋间神经,导致胸痛,呈进行性加重,多数伴有与呼吸运动无关的持续性胸痛,进一步加重呼吸困难,如果膈肌受累,胸痛可传导至上腹部及患侧肩部。体重减轻常见,提示病变发展迅速,生存时间短。

查体可发现胸廓变形,胸壁局部肿块。合并胸腔积液则一侧呼吸运动下降、肋间隙饱满或膨出。长期胸膜病变可引起收缩及受累侧胸腔活动受限,肋间隙变窄,肋骨呈瓦片样重叠。叩诊为浊音,听诊时可闻及摩擦音。如为少量或中量胸腔积液,导致一叶肺组织压缩,呼吸音减弱,如大量胸腔积液,导致整叶肺组织压缩,呼吸音消失。部分患者有杵状指、肥大性骨关节病或肺性骨病,胸壁压痛或局部隆起。如出现一侧上睑下垂、瞳孔缩小及无汗症,背部疼痛及一侧上肢感觉迟钝可考虑 Horner 综合征。

腹膜恶性间皮瘤临床表现为弥漫性腹痛、腹胀、呕吐、呼吸困难及体重下降。出现腹腔积液前,易被诊为腹膜假黏液瘤。部分患者开始为腹膜良性囊性间皮瘤,最终发展为恶性弥漫性间皮瘤,并累及腹壁、淋巴结及内脏。腹膜后恶性间皮瘤可出现间歇性高热,动态 CT 观察到腹膜后肿瘤,常被误诊为肾上腺肿瘤。睾丸鞘膜的恶性间皮瘤罕见,过去 30 年文献报道不超过 30 例,具有高度侵袭性生物学行为,通常发病年龄为 55 ~ 75 岁,临床表现为睾丸肿块,对放化疗的敏感性低,治疗主要为外科手术切除,未手术者中位生存时间为 23 个月,易被误诊为前列腺癌,易发生肝转移。出现体重下降,贫血的女性患者,超声波检查可发现盆腔巨大肿块。原发心包间皮瘤非常罕见,临床表现为收缩性心包炎,预后极差,很难手术完全切除,目前尚无根治方法。恶性间皮瘤侵犯心脏,但很少侵犯心内腔,但有作者报道尸解发现左心房大的肿瘤栓子,死于心衰,病理确诊为恶性间皮瘤。

恶性间皮瘤可转移至中枢神经系统出现脊髓压迫综合征。

四、辅助检查

(一)胸液检查

50% 为血性,较为黏稠,为渗出液,细胞总数和白细胞不多,含有由间质细胞分泌的透明质酸和黏液,可为链球菌透明质酸酶所液化,硫紫染色时有易染性,呈紫色。角朊出现和癌胚抗原或免疫过氧化酶染色缺如常提示恶性间皮瘤,一般恶性间皮瘤黏液胭脂红染色阴性,而转移性腺癌为强阳性。

比重为 1.020 ~ 1.028。Rivalta 试验阳性,细胞学检查多数查不到恶性细胞瘤细胞,但看可见大量间皮细胞,间皮细胞在 5% 以上可疑为恶性间皮瘤。胸水透明质酸酶常增高,高于 0.8ug/ml 有诊断意义。

胸水细胞学阳性率达 21% ~ 36.7%,若应用免疫组化法和电镜检查确诊率可达 84%,胸膜活检阳性率达 6% ~ 38%,胸水铁蛋白大于 500mg/dl 时应怀疑恶性。积液检查 CEA、EMA 和 B72.3,EMA 在恶性胸腔积液中阳性率达 73%,B72.3 在乳腺腺癌、肺腺癌、卵巢腺癌积液中均呈阳性反应,与上述抗体联合应用有助于间皮瘤的诊断。部分患者有非炎症性白细胞极度增高和胸、腹腔积液中 G - CSF 水平明显增高

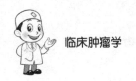

（二）胸腔镜检查

是诊断胸膜间皮瘤最好的方法之一，可见到胸膜表面呈广泛膜状、散在粟粒状或结节状肿瘤，是早期诊断恶性间皮瘤的最有效方法，大约90%的恶性间皮瘤通过胸腹腔镜诊断，胸腹腔镜可窥视整个胸腹腔，直观了解胸腹膜、肺表面、以及心包病变的形态、分布和累及的范围和程度，而且能在直视下精确选择活检部位，阳性率高达91%～100%。腔镜检查有助于精确分期或手术切除方式，也可鉴别恶性间皮瘤和胸腹膜转移瘤，取代诊断性剖胸活检，为选择治疗方案提供依据，腔镜检查对恶性间皮瘤的诊断率高。

纤维支气管镜胸腔检查，可环视肺尖、肺底和肺根部的纵膈胸膜。

（三）穿刺活检

胸膜穿刺活检组织细胞学检查是确诊胸膜间皮瘤的可靠方法之一，穿刺胸膜活检的阳性率80%～90%。B超引导法较X线和CT引导法更安全、简便和准确，可作为引导胸膜穿刺活检的首选方法。对于较小的胸膜肿块或局限性胸膜膜增厚，对于局限性小量积液，胸腔穿刺不能明确病因，大量胸腔积液胸腔穿刺不能定性者，可应用细针胸膜针吸活检。胸膜穿刺活检可并发气胸（发生率为9.5%），高度肺气肿和心肺功能代偿不全禁忌进行胸膜穿刺活检。

（四）病理及实验室检查

恶性间皮瘤往往是沿浆膜表面生长，如胸壁、胸膜、心包膜、叶间裂、横膈膜、腹膜及睾丸鞘膜等，其特征为局部生长，侵犯周围的组织和器官。20%侵及胸部淋巴结，出现局部淋巴结转移，提示预后差，尸检证实约有70%的患者有局部淋巴结转移。晚期1.3～1.2的患者血行转移到对侧肺、肝脏、肾脏、肾上腺、骨及中枢神经系统如硬膜外及脑等。心包的恶性间皮瘤为非典型的间皮实体增长，形成非典型的腔，被纤维性的基质包绕。

Kristen ras（K－ras）基因突变提示人类肺癌的发病机制，恶性胸腔积液经常为肺癌的并发症。通过PCR技术发现部分肺癌患者胸腔积液中的K－ras基因突变，提示恶性胸腔积液来源于肺癌。而胸膜间皮瘤患者为阴性。

Wilms易感基因1蛋白被用于鉴别诊断胸膜肿瘤组织是间皮瘤还是腺癌，间皮瘤患者Wilms易感基因蛋白为阳性，如阳性可能为胸膜间皮瘤。

（五）电镜检查

间皮瘤表面及瘤细胞内腔面的微绒毛细而长，有分支，无微绒毛的小根和片装体，胞质内丰富的张力微丝及糖原颗粒,有双层或断续的基底膜,瘤细胞间有较多的桥粒为弥漫性胸膜间皮瘤的超微结构特征。微绒毛、中间丝和细胞质内新腔称为间皮瘤的特征表现。腺癌细胞绒毛短而粗,无分支,胞浆内有分泌颗粒,细胞外腺腔形成为腺癌特征,有粘蛋白颗粒、髓磷脂象、微绒毛的小根大量纤毛、和微绒毛多糖蛋白质复合物。

（六）影像学检查

恶性间皮瘤影像学表现特殊,恶性胸膜间皮瘤占绝大多数,胸膜增厚、胸膜肿块和胸腔积液为其三大特征。

局限型恶性胸膜间皮瘤可见带蒂肿物,伴有胸壁软组织侵犯或肋骨破坏,或破坏附近组织。弥漫型恶性胸膜间皮瘤,早期表现为较局限的胸膜增厚,常起自横膈处壁层胸膜,向上蔓延沿胸壁内缘可出现一系列高低不平的连续的结节状影,以胸膜为基底的不规则性胸膜结节或肿块,并伴有胸膜腔积液、胸膜增厚,晚期出现广泛胸膜增厚、邻近软组织和器官受侵犯或肿块病变包绕患侧肺组织。肿瘤穿过膈肌向上腹部或腹膜后延伸,可视为恶性胸膜间皮瘤较具特征性的表现。部分病变邻近肋骨,胸膜增厚一般不伴有肋间隙狭窄,反可有增宽。

X 线:透视与胸片难以显示小病灶,有时仅可显示胸水,病变较大时可以显示突入肺野的结节影,呼吸时随肋骨运动,而肺内肿块呼吸时随膈肌上下运动。

CT 可发现胸膜上较小的病灶,或广泛胸膜增厚、胸膜结节或肿块,肿瘤侵犯邻近软组织或器官,或穿过膈脚延伸至上腹部或腹膜后。正确的临床分期对选择治疗方式有非常重要的意义。也可在 CT 引导下进行穿刺活检。弥漫型恶性胸膜间皮瘤的典型表现为广泛的显著的不规则胸膜增厚、有单发或多发结节状或新月形的不规则肿块,或表现为环状胸膜增厚,包绕肺组织。肿块面与胸壁呈钝角,并可延伸进入叶间隙、纵隔,造成胸壁破坏或横膈下蔓延。伴不同程度胸腔积液,可有纵隔固定,胸廓缩小及继发转移等征象。

MRI 表现为胸膜增厚、结节或肿块,病变延续到纵隔、膈胸膜或叶间裂,累及一侧大部分胸腔,肿瘤包绕肺组织,使患侧胸腔缩小,同时伴有不同程度的胸腔积液。MRI 能充分显示被胸腔积液掩盖的胸膜增厚、结节或肿块,确定其侵犯范围和程度,了解肿瘤同心脏大血管间的关系。

B 超操作简便、安全、经济,能准确引导穿刺胸腹膜活检,了解胸腹腔积液的范围、是否为包裹性积液胸,并进行腔腹积液定位,可发现弥漫性胸腹膜增厚,大小不等的胸腹膜结节或肿块。

PET 检查 FDG－PET 图像能极好的显示代谢活跃的肿瘤的位置。在高危人群中,

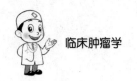

FDG－PET 图像可鉴别恶性间皮瘤及病变范围,有利于治疗方法的选择。18F－FDG－PET 可鉴别良、恶性间胸膜皮瘤,准确评价未切除患者化疗后的疗效,精确度比 CT 更客观。

五、诊断

本病的诊断主要依靠胸腹腔积液检查、胸、腹膜活检、外科镜检、免疫组织化学和电镜技术,并与其他肿瘤如腺癌进行鉴别诊断。

六、鉴别诊断

良、恶性胸膜间皮瘤的鉴别,恶性胸膜病变的征象如环绕性或结节状胸膜的增厚厚度大于 1 cm,CT 有瘤样胸膜增厚,累及纵隔胸膜或纵隔淋巴结肿大。胸膜间皮瘤与胸膜转移瘤相鉴别诊断,如连续的呈驼峰样大结节阴影提示为弥漫型恶性胸膜间皮瘤,两侧性胸膜受累及胸膜面上各自分离的多个小结节状阴影以转移瘤可能性大。转移瘤先侵及脏层胸膜,瘤细胞脱落于胸膜腔在膈胸膜或肋胸膜上生长,而弥漫型胸膜间皮瘤先发生于壁层胸膜。

较大时与肺内病变鉴别,如肺肉瘤。与其他胸膜病变及肺外病变鉴别,淋巴瘤、转移瘤较难区别,胸膜结核鉴别。①胸膜来源的肿块需与肺内肿块蔓延至胸壁相鉴别:肿块体积小时,与胸壁夹角为钝角,而肺内肿块一般与胸膜夹角为锐角。个别肿瘤突向胸内部分同时向下生长,体积较大,占据胸腔的全部或大部分时,难以与肺内肿瘤相鉴别。另外一个重要鉴别点是胸膜来源的肿块由于推压脏层胸膜,一般边界清楚无毛刺征,而肺内肿块一般边界不清,可见毛刺征。②胸膜肿瘤或肿瘤样病变的鉴别诊断:常见的发生于的肿瘤或肿瘤样病变包括胸膜转移瘤、恶性胸膜间皮瘤、胸膜结核。恶性胸膜间皮瘤和胸膜转移瘤均可表现为胸膜孤立性或多发性肿块,胸膜不规则增厚,增强扫描肿块强化,常合并胸水。两者区别在于前者单侧多见,患侧胸廓体积缩小伴纵隔固定,可见石棉肺改变,较少出现肺内转移及肋骨破坏;从发病率来讲,胸膜转移瘤远比前者多见,常合并肋骨破坏、肺内转移灶。

七、治疗

MPM 属高度恶性肿瘤,任何单一的治疗都不能完全根治。外科也只有参与到综合治疗中才能使患者受益。手术的主要任务是切除肉眼可见的肿瘤,争取达到完整切除,为后续治疗创造条件。

MPM 外科治疗的手术主要包括:①具有潜在根治效果手术:如胸膜外全肺切除术

(EPP);②减瘤手术:如胸膜切/剥除术(P/D)或EPP;③减状手术:胸膜固定术、部分胸膜切/剥除术。

EPP:是一种侵袭性较强的手术。仅有约24%的MPM外科患者可行EPP手术。一般需整块切除壁层胸膜、肺组织、心包膜、半侧膈膜、纵隔胸膜并行纵隔淋巴结清扫,重建膈肌。该手术能够完整切除肿瘤清扫纵隔淋巴结有潜在根治效果;手术切除半侧肺组织有利于术后辅助放疗并控制局部复发。但是,手术对人体生理功能影响大,术后并发症高。单行EPP患者中位生存时间9～19月,早期患者联合辅助治疗后可达33.8月,目前在大型医学中心此手术死亡率约5%,手术严重并发症率约25%,包括心律失常(房颤更常见)、支气管胸膜瘘、脓胸、声带麻痹、乳糜胸、和呼吸功能不全等。

P/D:为开胸切除壁层胸膜,包括纵隔胸膜、心包膜、膈膜或部分膈肌、剥除患肺脏层胸膜。相比EPP而言,该术式因保留肺组织,对生理功能的影响明显减轻,患者易于耐受。术后症状明显缓解,但可能有肿瘤残留,膈肌功能损伤或缺失,术后肺持续漏气,且保留肺组织明显限制了术后放疗的应用。有报道术后肿瘤残留率高达80%,死亡率约1%～2%。P/D虽不是一种根治性手术,但Nakas等认为术中若完全切除肉眼肿瘤且切缘病理阴性即可达根治目的,对不能耐受EPP患者可行P/D,疗效较单纯减瘤术更佳。术后肺持续漏气较其他并发症常见。

减状手术:包括滑石粉胸膜固定术、VATS下胸膜部分切除术。减状手术多针对晚期胸痛、呼吸困难等症状明显的患者。向胸膜腔内注入滑石粉可以造成胸膜腔闭锁,从而缓解因胸水引起的呼吸困难。Nakas报道:VATS下P/D术后分别有58%和83%的患者胸痛、呼吸困难症状得到缓解,故适用于晚期、一般情况差、年老及有多种合并症不能耐受开胸术患者的减状治疗。正在进行的Meso－VATS试验将对滑石粉胸膜固定和VATS下P/D术后患者生活质量和生存率对比评估,其结果有助于完善晚期患者的外科治疗策略。

放射治疗:与其他实体肿瘤治疗不一样,MPM单独外科治疗后局部复发率很高,有报道P/D术后即使辅以化疗复发率仍高达80%。由于胸膜间皮瘤细胞对放射线较敏感。Rusch VW对57例患者术后行高剂量胸外常规照射(54GY),Ⅰ、Ⅱ期患者平均中位生存期为33.8月,Ⅲ、Ⅳ期则为10月;2例局部复发,30例远处转移,5例局部复发合并远处转移,但有1例患者死于放疗后食管瘘。Rice等在EPP术后运用调强适形放疗(IMRT)治疗63位患者,中位生存期14月,局部复发率13%,仅5%发生于照射野内。故术后放疗可使患者获益,但晚期患者治疗后远处复发率增加。同时,如何控制放射剂量及保护放射野正常组织,仍需进一步解决。

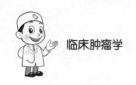

术后伤口种植转移也较常见。Boutin 等认为术后预防性放疗可明显减少局部种植。但 Rourke 进行的随机对比研究却未能证实上述观点,在照射组和最佳支持治疗组均发生种植转移,两组转移率没有明显差别(P=0.748)。

八、化学治疗

恶性胸膜间皮瘤对化疗欠敏感。术后运用化疗的目的是提高患者生存率和生活质量,同时缓解系统症状。Berghmans 等荟萃分 1955～2001 年共 2320 例患者的 83 篇临床研究报道,结果表明,顺铂是最有效的单药。2003 年 Vogelzang 报道培美曲塞联合顺铂对初治 MPM 的Ⅲ期临床试验,其治疗有效率高达 41.6%,此项研究具有里程碑意义。随后研究显示吉西他滨 + 顺铂、雷替曲塞 + 顺铂对 MPM 治疗也有较好的反应率利用上述方案进行综合治疗的报道均显示能延长患者生存。目前培美曲塞 + 顺铂是 MPM 的标准一线化疗方案。在新辅助化疗方面,Weder 等报道利用吉西他滨 + 顺铂作为新辅助化疗方案的前瞻性研究,其后行 EPP 术,结果显示患者中位生存期达到 23 个月。Flore 等对 21 名Ⅲ、Ⅳ期患者行新辅助化疗,19 名用吉西他滨/顺铂方案术前化疗 4 周期,诱导治疗反应率为 26%,8 例行 EPP,术后行 EBRT(Gy54)放疗。总中位生存期为 19 月,EPP 手术组与非手术组患者的中位生存期分别为 33.5 月及 9.7月(P=0.01)。显示新辅助化疗治疗可行,并能筛选出那些能从手术中获益的晚期患者。

其他治疗方法包括靶向药物治疗、光动力治疗、腔内化疗、免疫疗法以及生物基因疗法都尚处于研究阶段,其前景及临床可行性有待进一步验证。

(一)恶性胸膜间皮瘤的外科治疗原则

恶性胸膜间皮瘤的外科治可分为根治手术切除和姑息减状手术。

1. 姑息减状手术

包括胸腔闭式引流术,胸膜固定术,胸膜切除术等。此类手术创伤小,适应征较广,主要为反复难治的胸腔积液;禁忌症外患者全身状况不能承受此类手术者。

2. 根治手术切除

外科手术是目前唯一可能获得根治性治疗的手段,但是外科手术创伤大、并发症率高,标准的根治术常包括患侧胸膜、全肺、心包、及膈肌切除,即通常所说的 3P 手术,而且术后长期生存率低,只有少部患者从中获益。所以对于恶性胸膜间皮瘤根治手术还没有统一的适应征,下面是相对较为接受手术适应征和禁忌症。

（1）适应征

1）病变集中一侧胸腔，无远处转移，或者是局限性恶性胸膜间皮瘤（弥漫性恶性胸膜间皮瘤的局限期）。

2）患者相对年轻，能承受手术创伤，预期术后能接受辅助治疗和较好的生活质量。

3）患者伴有难以忍受的胸部疼痛，或反复难以控制的胸水而其他治疗无效。

（2）禁忌症

以上其中1）和2）的相反情况为绝对手术禁忌症，3）的相反情况为相对手术禁忌症。

（二）恶性胸膜间皮瘤内科治疗

单药治疗恶性胸膜间皮瘤的有效率约6%～38%，传统药物有米托蒽醌，蒽环类抗生素，铂类，异环磷酰胺，大剂量甲氨蝶呤等，其中疗效最好的是抗代谢药物。近年来新药物如健择，培美曲塞，雷替曲塞等的研究和应用使疗效有一定提高。尤其多靶点抗叶酸药物培美曲塞和顺铂联合方案的缓解率达到45%，中位生存时间达到13.3个月。同样，雷替曲塞和奥沙利铂联合应用也提示有一定疗效。健择单药或与顺铂联合可减轻肿瘤负荷引起的症状。

常用化疗方案：顺铂单药，吉西他滨＋顺铂，培美曲塞＋顺铂。